审思斋幼幼论丛

儿科古籍撷英

汪受传 陈 慧 编著

笃行之 明辨之 慎思之 审问之 博学之

全国百佳图书出版单位
中国中医药出版社
·北京·

图书在版编目（CIP）数据

儿科古籍撷英 / 汪受传，陈慧编著 . -- 北京：中国
中医药出版社，2024.8
（审思斋幼幼论丛）
ISBN 978-7-5132-8810-1

Ⅰ.①儿⋯　Ⅱ.①汪⋯②陈⋯　Ⅲ.①中医儿科学 –
古籍 – 研究　Ⅳ.① R272

中国国家版本馆 CIP 数据核字（2024）第 110811 号

中国中医药出版社出版

北京经济技术开发区科创十三街 31 号院二区 8 号楼
邮政编码　100176
传真　010-64405721
河北品睿印刷有限公司印刷
各地新华书店经销

开本 787×1092　1/16　印张 16.75　彩插 0.5　字数 287 千字
2024 年 8 月第 1 版　2024 年 8 月第 1 次印刷
书号　ISBN 978 – 7 – 5132 – 8810 – 1

定价　65.00 元
网址　www.cptcm.com

服 务 热 线　010-64405510
购 书 热 线　010-89535836
维 权 打 假　010-64405753

微信服务号　zgzyycbs
微商城网址　https://kdt.im/LIdUGr
官 方 微 博　http://e.weibo.com/cptcm
天猫旗舰店网址　https://zgzyycbs.tmall.com

如有印装质量问题请与本社出版部联系（010-64405510）

《审思斋幼幼论丛》简介

《中庸·第二十章》曰："博学之，审问之，慎思之，明辨之，笃行之。"是以本论丛以"审思斋"名之。

向古今中医前辈医家取经，向当代儿科同道求宝，以现代儿科临床问题为标的，谨慎思考，有得而后施。《中庸·第二十章》又云："有弗问，问之弗知，弗措也；有弗思，思之弗得，弗措也……果能此道矣，虽愚必明，虽柔必强。"《审思斋幼幼论丛》集萃了汪受传教授及其弟子传承弘扬江育仁中医儿科学术流派，问道求是的心灵思考和实践历程。有跟师学习心得，有理论求新探索，有辨证论治思路，有方药应用体会，有以中医药处治当代儿科各类疾病的系统总结。五十余载学术探求的成果，以13个分册集中奉献给中医儿科人，希望能对推进中医儿科学术进一步发展产生积极的影响。

《审思斋幼幼论丛》是汪受传教授从医50多年学术研究和临床实践的系统总结，丛书集中了汪受传教授博学、审问、慎思、明辨、笃行的学术成果。丛书共13个分册，《江育仁儿科流派》是汪受传教授对于业师江育仁教授学术建树的系统整理，《汪受传儿科求新》反映了汪受传教授儿科理论和实践探求的主要成就，《汪受传儿科医案》汇集了汪受传教授临证医案，《儿科古籍撷英》是寻求古训采撷精华的积淀，《儿科本草从新》《儿科成方切用》分别介绍了应用中药、古方于现代儿科临床的经验体会，《儿科肺病证治》《儿科脾病证治》《儿科心病证治》《儿科肝病证治》《儿科肾病证治》《儿科温病证治》《儿科杂病证治》则对于儿科各类常见疾病的病因病机、治法方药、防护康复以及临床心得做了全面的介绍。

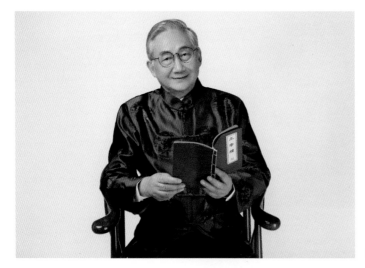

汪受传教授
（2018 年）

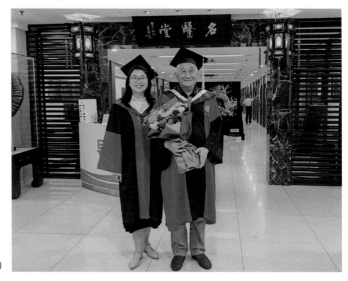

汪受传教授与陈慧博士
（2024 年）

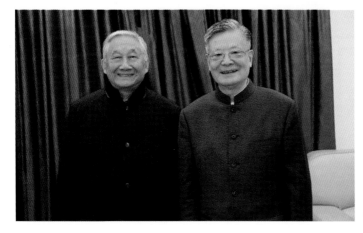

汪受传教授与王琦院士、
国医大师在一起
（2023 年）

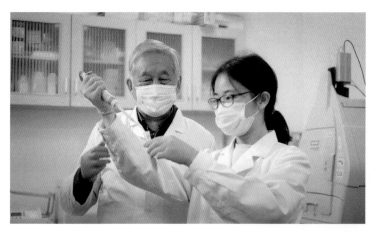

汪受传教授指导陈慧博士
（2023 年）

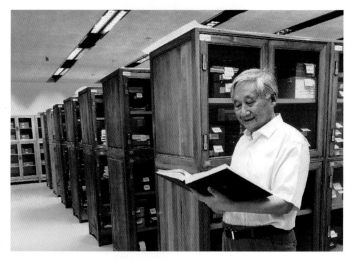

汪受传教授阅读中医古籍
（2020 年）

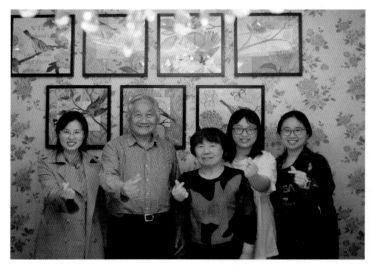

汪受传、陈慧等在南京
总统府孙中山纪念馆
（2023 年）

自　序

余踏入岐黄之路已半个世纪。自 1964 年进入南京中医学院（现南京中医药大学），历经六年本科苦读、九载乡里摸爬，1979 年再回母校，先后以研究生、学术继承人身份两次跟师江育仁教授，方得步入儿科殿堂。

每思及历代先贤，之所以学有所成、造福社会，无不出于心系普罗众生。昔扁鹊入赵为带下医、入秦为小儿医，皆为黎民百姓之计；钱乙初辞翰林医学、再请免太医丞，盖为乡里小儿救厄。"老吾老，以及人之老；幼吾幼，以及人之幼"（《孟子·梁惠王上》）。视患者如家人，方成精诚之大医。

仲景六经论伤寒、脏腑论杂病，叶桂卫气营血辨温病传变、吴瑭三焦析温病证候，皆属留神医药、精究方术之得。吾师江育仁教授 20 世纪 30 ~ 50 年代潜心痧、痘、惊、疳，60 ~ 70 年代悉心肺炎、脑炎、泄泻、疳证，80 年代后又专心厌食、复感，是为应时顺势，尊古求新之典范。时代更易、儿科疾病谱不断变化，前辈医家如何发皇古义、融会新知、与时俱进，值得我辈效仿。

余 20 世纪 60 年代踏入医门，70 年代行医乡间，叠进大小、中西医院，无知无畏，已经独立处治流行性乙型脑炎、流行性脑脊髓膜炎、肝脓肿、麻疹肺炎合并心力衰竭等危重病症，深感前人留下的珍贵医学遗存，若是运用得当，确有回天再造之功。而且小儿虽为孱弱之躯，但脏气清灵，辨证施治得当，随拨随应绝非妄言。再经回校随大家深造，遂立志以弘扬仲阳学术为己任，应对临床新问题，博采各学科新技术，革故鼎新，献身幼科。

老子《道德经·第二十五章》云："人法地，地法天，天法道，道法自然。"一句"道法自然"揭示了"道"的最高境界，就是遵循"自然而然"的客观规律。上古几十万年的探索，5000 年的文明记录，载入了我们中华民族与疾病作斗争的历史成就。时至今日，虽然我们已经能够九天揽月、五洋捉鳖，但正确认识和处理危害人类健康的疾病仍然任重道远，儿科尤其如此。面对临床新情况、新问题，我们需要不断去探索其发生发展的规律，寻求治未病、治已病之道，这是我们中医儿科人的历史使命。

我们这一代中医儿科人，传承于20世纪中医儿科大家，有一定的中医理论与临床积累，又接受了现代相关学科的知识，经历了20世纪下半叶以来的社会变化、儿科疾病谱转变，刻苦求索，形成了承前启后的学术积淀。希望本套丛书作为我和我的门生在学术道路上"博学之，审问之，慎思之，明辨之，笃行之"（《中庸·第二十章》）的真实记录，留下一代中医儿科人问道求是的历史篇章。其是非曲直、璧玉瑕疵，恳请同道惠鉴。

汪受传
戊戌仲秋于金陵审思斋

前　言

从甲骨文彳字、扁鹊入秦为小儿医治虢太子尸厥、淳于意治婴儿"气鬲病"医案，至《黄帝内经》《伤寒杂病论》，历代文献留下了中医学包括中医儿科学相关的大量记载，《颅囟经》《小儿药证直诀》等儿科古籍更是古代医家诊治儿科疾病的实践总结和理论创新。据 2023 年 12 月 19 日发布的《新编中国中医古籍总目》收录全国 379 个藏书机构收藏的 1912 年以前写印的中医古籍就有 8650 种，这些珍贵的历史遗存，是中医药学传承的载体，是中华民族传统文化的重要组成部分。

中医古籍中的儿科论述，体现了中医儿科学术发展的脉络，搜集了历代医家的儿科医学成就，是我们中医儿科人今天学术传承的源泉。70 多年来，大部分中医古籍已经有了影印本、校注本、译释本、辑录本，我们还编制了《中医儿科古代文献数据库》，这些纸质本、光盘的出版发行，给现代中医儿科工作者学习古籍带来了极大的便利。

我们多年阅读中医古籍，随时撷取其中有关儿科的部分，积累了大量资料。对照目前儿科临床、科研、教学工作的实际需要，分类筛选，取精撷要，奉献给同道。其中关于各种儿科病证的论述，已插入《审思斋幼幼论丛》的各系统病证分册中；有关中医儿科学基础的论述，则按道德风范、医家流派、年龄分期、生长发育、生理特点、病因病机、辨证精要、诊法切要、治法概要、胎养胎教、婴儿护养、儿童养育、预防保健、疾病康复分类收录于本册中。所引文献，主要来自迄清代为止的 127 种古籍，另有民国时期 6 本医籍作为补充。所引每段条文，皆在录用原著原文、注明出处之后，对难字加以注释，然后用"按语"点出原文大意，适当加以发挥，指出临床指导应用价值，以期使学者对中医儿科学基础知识有全面的掌握，为确立中医儿科临床思维打下基础。

国家 2022 年印发的《关于推进新时代古籍工作的意见》提出：梳理挖掘古典医

籍精华，推动中医药传承创新发展，增进人民健康福祉。我们今天整理古籍中医儿科学知识，目的就在于能帮助大家传承、弘扬中医儿科学术，更希望同道们在吸取古籍中医儿科学术精华的基础上，古为今用，结合当今儿童保健、预防、康复的实际需要，开展科学研究，学术创新，形成新理论、新技术、新方法，产生新时代的学科学术文献，推广应用，推动中医儿科学术进步、事业发展，在保障儿童身心健康的事业中发挥更大的作用。

汪受传　陈　慧

癸巳季冬于金陵

目　录

传承古代医家儿科学术精粹

中国古代文献，包括中医文献、儿科文献及经史子集等，承载着丰富的中医儿科内容。古代文献不仅详尽地总结了小儿的生理和病理特点、诊查和多种疗法、保健预防和康复方法，还提供了各种疾病的辨证论治思路和治法，拓展了我们对儿童健康和疾病的理解，凝聚了中国传统医学对儿童保健和疾病防治的千百年智慧，被视为历代儿科学术积累的瑰宝。学术传承是中医儿科领域的一项重要任务，对临床实践、科研工作及学科学术发展都具有重要的意义。古籍文献为我们传承古代医家儿科学术精粹提供了丰富的信息资源，为中医儿科学的创新发展奠定了坚实的基础。因此，我们需要整理、研究这些古籍儿科学术精华，推广应用，以期更好地应用于当代临床，启发思路，研究发展，应对当代儿科社会需求，推动中医儿科的持续发展，为更多儿童和家庭带来福祉。

1. 古代医籍是历代儿科学术积累的瑰宝

古代医学文献中，关于儿科疾病的早期记载可以追溯到出土的西汉时期帛书《五十二病方》，其中包括对"婴儿病痫""婴儿瘛"的描述，为我们提供了珍贵的历史资料。《黄帝内经》不仅建立了指导各科临床实践的中医理论体系，也包含了许多有关儿科的论述，涵盖了小儿生长发育、体质特点、先天致病、疾病诊断及预后评估等内容，对中医儿科学科的形成起到了启蒙作用。张仲景《伤寒杂病论》建立的辨证论治体系，特别是脏腑论杂病，对后来儿科辨证体系的形成产生了深刻的影响。隋代巢元方主持编撰的《诸病源候论》首次对儿科病因、病理和证候进行全面系统的阐述，其中有6卷专门讨论小儿疾病，涵盖255种病候，同时提出积极的小儿护养观念，如"不可暖衣……宜时见风日"等，沿用至今。唐代杰出的医学家孙思邈在《备急千金要方》中首列"少小婴孺方"两卷，从小儿初生护理到伤寒杂病分为9门，专篇论述理法方药，共收集儿科用方300余首，推进了儿科医学的发展。

相传至今最早的儿科专著《颅囟经》，其文字朴实，总结了唐以前儿科学的成就，提出小儿为"纯阳之体"的理论，同时论述了小儿脉法及惊、痫、疳、痢、火丹等疾病的证候和治法，在古代儿科医学中占有重要地位。

钱乙《小儿药证直诀》作为奠立中医儿科学科体系的学术专著，比弗里德里希·路德维格1850年在莱比锡出版的第一部西医儿科专著早700多年。钱氏总结了小儿"脏腑柔弱，易虚易实，易寒易热"的生理病理特点，强调了四诊中望诊的重要性，提出了儿科疾病五脏辨证体系，制订了相应的治则治法，创立了134张儿科实用方。他被尊为"儿科之圣""幼科鼻祖"，在中医儿科学术发展史上享有盛誉。

北宋时期，天花、麻疹等时病流行，山东名医董汲以擅用寒凉法而远近闻名。董氏总结经验撰成《小儿斑疹备急方论》，是为天花、麻疹类专著之始。南宋陈文中，是治痘温补学派的创始人，著有《小儿痘疹方论》《小儿病源方论》。他力倡固养小儿元阳，以擅用温补扶正见长。陈文中的温补思想与钱乙、董汲重视寒凉的学术思想互为补充、相得益彰，共同促进了中医儿科学的发展，为儿科疾病的辨证治疗提供了全面的依据和丰富的治疗方法。

元代曾世荣编著的《活幼口议》《活幼心书》，详论初生诸疾，是中医新生儿学领域的早期重要著作。他议证论候翔实，对多种儿科常见病的证候分类和治疗方法进行了深入的探讨。特别是对于惊风证候，曾世荣总结了"四证八候"的规律，提出了镇惊、截风、退热和化痰等治疗方法，创制了琥珀抱龙丸、镇惊丸等疗惊方。这些理论方法经过实践验证，被广泛应用，至今仍然具有重要的指导意义。

明代薛铠、薛己父子精于儿科，善采众长，撰著《保婴撮要》。薛氏发扬五脏辨证学说，每节开篇引用钱乙辨证论治纲目，随后详述张元素五脏相关理论，旁征博引，演绎成篇。他们特别重视脾、肾二脏，治脾宗陈文中而偏温，治肾既宗钱乙养元阴、滋生化源，又效陈文中温元阳、阴中求阳。《保婴撮要》论及小儿各科病证221种，列举医案1540则，除小儿内科外，涵盖小儿外科、眼科、耳鼻咽喉科、口齿科、肛肠科、皮肤科、骨伤科等科病证70多种，灵活运用脏腑、经络辨证，内治、外治、手术兼施，对中医儿科学的发展，尤其是中医小儿外科学专科的形成，做出了重大的贡献。

明代医家万全有多部儿科专著，包括《幼科发挥》《万氏家藏育婴秘诀》《万氏秘传片玉心书》《万氏家传痘疹心法》等。他针对不同年龄阶段的儿童，提出了"预养以培其元，胎养以保其真，蓐养以防其变，鞠养以慎其疾"的"育婴四法"，形成了中医儿科保健学的系统论述。此外，万全在朱震亨"阳有余、阴不足"的理论基础上，系统提出了小儿"阳常有余、阴常不足、肝常有余、脾常不足、心常有余、肺常不足、肾常不足"的"三有余、四不足"生理病理学说，同时十分重视固护脾胃。这些观点和方法丰富了中医儿科学的学术内容。

清代儿科医家夏禹铸著有《幼科铁镜》，强调望诊在小儿疾病诊断中的重要作用，他认为"小儿病于内，必形于外"，通过望面色、审苗窍可以辨别脏腑、寒热、虚实情况，针对小儿疾病的早期诊断和治疗提供了经验。陈复正所著《幼幼集成》体现了他的学术见解，总结了指纹诊法及其辨证纲领，如"风轻、气重、命危""浮沉分表里，红紫辨寒热，淡滞定虚实"，丰富了小儿疾病的诊断手段。吴瑭是清代温病大家，在儿科领域也有卓越的成就，他在《温病条辨·解儿难》中明确提出小儿"稚阳未充""稚阴未长"的生理特点，"易于传变""易于感触"的病理特点，"稍呆则滞""稍重则伤"的临床用药注意要点。其所论小儿温病，从六气病因、三焦分证入手，与叶桂的卫气营血辨证学说相辅相成，共同创立了适用于儿科外感热病的理论和实践体系。

明清时期，天花、麻疹等传染病的流行引发了社会广泛关注，儿科领域涌现出了大量关于出疹性传染病的专著。特别是当时已广为流传的人痘接种法，包括鼻苗法、痘衣法等，为预防天花提供了有效的手段，是传染病预防领域的重大突破，在人类人工自动免疫史上作出了开创性贡献。

民国时期，儿科疾病流行，许多医家勤求古训，融会新知，成功救治了大批患儿。例如，在治疗重症热病时，徐小圃擅用温阳药物回阳救逆，奚咏裳则以善取寒凉药物清热保津著称。这两位医家分别是这一时期儿科外感病温、寒两大学派的杰出代表。

中华人民共和国成立以来，在国家政策的支持下，在现代科学技术迅猛发展的学术氛围中，中医儿科同仁们通过整理出版历代儿科经典著作，发掘了一大批对临床实践具有重要理论指导和实际应用价值的珍贵资料。同时，在学术传承方面借助于历代医籍遗存，以提高不同年代儿科常见病防治水平为目标，探讨适用于现代儿科临床的新治法、新方药，并通过规范的临床研究形成优化治疗方案，通过临床诊疗指南指导临床应用，通过实验研究探析方药疗效机理，在大量实践的基础上提出创新性理论，推动了中医儿科学术水平的不断提高。

2. 学术传承是现代临床守正护儿的基础

中医儿科学有着悠久的历史，荟萃了中华民族数千年来在儿童健康养育和疾病防治方面的丰富经验。在现代西医学迅速发展前的古代，中医学包括中医儿科学长期在世界各国医学中处于领先的地位。周朝《周礼》提出的"慈幼"形成了中华民族"爱幼"的道德规范，"文王胎教"是胎儿期保健的最早范例。扁鹊是史书记载最早的儿科医生，淳于意是历史上最早的儿科医案记录者。《灵枢·逆顺肥瘦》所说的"婴儿者，其肉脆、血少、气弱"是关于小儿生理特点的最早记载。隋朝《诸病源候论·小儿杂病诸候》关于小儿"宜时见风日""不可暖衣""常当节适乳哺"等论述提出了儿童保健的基本要求，明朝《万氏家藏育婴秘诀·十三科》倡导的育婴四法"预养以培其元，胎养以保其真，蓐养以防其变，鞠养以慎其疾"构建了儿童保健学最早的系统观点。宋朝钱乙建立、陈文中补充的中医儿科理论和临床体系是世界上最早的儿科学术系统论述。曾世荣《活幼心书》关于新生儿学的集中论述，薛铠、薛己《保婴撮要》关于小儿外科病的集中论述等，都是最早的儿科分支学科记载。我国发明的人痘接种法，特别是郑望颐《种痘方》提倡的"熟苗"接种，开创了人工免疫学的新纪元。

所有中医古籍关于儿童保健和疾病防治的记载，集中体现了中华民族千万年来积累的有效育儿经验，都是祖国医学宝库中的瑰宝。这些文献记载不仅写下了人类与儿科疾病斗争的光辉记录，而且打下了中医儿科学科的厚实根基。任何一门学科的发展都离不开前人的学术积累，更何况中医儿科的古籍记载是如此的丰厚。但是，正如宋朝范成大《致一斋述事》诗云："文书烟海困浮沉，不觉蹒跚百病侵。"面对浩如烟海的中医古籍，要从其中寻觅儿科学术精华，学习到对当今临床具有实际指导价值的内容，确实是一项费力劳心的工程。正是为了中医儿科学术传承、弘扬的需求，让大家能在一定的学习时间内，获得中医儿科古籍记载中的经典论述、精彩华章，我们将近半个世纪来研读古籍、摘录的儿科论说集腋成裘，集中奉献给同道，希望能使古代医家的儿科成就为中医儿科学术持续发展提供支持。

阅读儿科古籍撷英，是吸取前人中医儿科精华的有效路径；研究儿科古籍撷英，是夯实中医儿科事业发展的根基。将古代中医儿科文献的理论和实践论述归类系统整理，形成了中医儿科学"守正"的源头；将中医古籍记载的儿科宝贵知识、丰富经验和有效方法代代相传，是中华民族历代儿童保健成就服务当代儿童健康的保证。为了更好地传承中医儿科学术精华，我们需要持续不断地研读古代医籍，深刻理解其中的学术内涵，领悟其中蕴含的智慧，才能形成我们的中医儿科临床思维，熟练地将前人为我们建立的天人相应、辨证论治、理法方药等学术思想应用于临床，采用最佳的治未病、治已病、图康复的处理方法，为保障儿童健康成长获得最佳的效应。

3. 创新发展是中医儿科事业进步的要求

历代中医儿科学术遗存是不同历史时期中医大家在当时条件下的临床经验和学术创新总结，将中医儿科学术体系不断完善、学术内容不断丰富、学术水平不断提升，达到一个又一个高度。但是，时代在进步，儿科疾病谱随着环境、条件的变化而改变，中医儿科也就面临着临床变化提出的一个又一个新问题。所以，中医儿科不能因循守旧、故步自封、停滞不前，必须与时俱进，才能保持其旺盛的生命力。

几千年来形成的中医儿科学术，有其固有的理论和实践体系，要将现代科学技术进步所产生的成果有效吸收，两者有机融合，有相当长的路要走。所以，在未来很长的历史时期中，中医儿科的发展必须坚守中医自身已有的思维方式和学术框架，既守正不离宗，又师古不泥古，应用现代各社会科学、自然科学发展的新成果，来研究中医儿科学、推动中医儿科学的高速发展。

要充分应用现代物理学、化学、电子计算机、工程技术等学科发展研制成的各种仪器设备，提升获取疾病信息的能力，尤其是扩大儿科望诊的范围，从司外揣内向内外合参发展；研制成各种适用于儿科的治疗仪器设备，让儿科外治疗法的方法手段更加多样化，疗效再提高。要应用液相色谱－质谱法分析儿科常用中药的主成分，进而研究其有效组分，优化组成方剂、研发新药。要充分应用分子生物学、组学等仪器和技术方法，研究中医儿科病、证的本质特征，丰富中医儿科学术内涵；研究药效机理，为研发有效中药制剂提供依据。要应用中医学理论认识儿科新病种、提出有效的辨证论治方法。要采用循证医学的研究方法，开展儿科常见病的临床研究，筛选、优化临床治疗方案。要应用现代制剂技术，开发出更多能提高患儿应用顺应性、有效性、安全性的儿科中成药。

所有这些在中医儿科学领域新技术、新方法的建立与应用，尤其是临床研究的成果，要经过提炼，上升为理论，实现中医儿科适应新时代的理论创新，这样才能推动中医儿科学术水平的不断提高，向着中医儿科现代化的道路不断前进。

中医儿科学是中医学术体系中不可或缺的组成部分，古籍儿科的丰富记载蕴含着中华民族的医学积累和古代医家的智慧。要确保中医儿科能够在当代和未来持续发挥其独特作用，就必须在传承古代儿科学术的基础上注入创新的活力。创新是中医儿科在应对新兴疾病、传染疾病以及现代临床挑战的有效策略。在社会进步、经济发展的背景下，儿童的健康需求不断提高。因此，中医儿科充分继承传统成就，努力与现代科学技术相结合，启发创新思维，探索新的研究领域，寻求新的疾病诊断和医疗模式，将能更好地满足儿科医疗的需求，在保障中国和世界各国儿童健康的事业中发挥越来越大的作用。

第一章

道德风范

【原文】

以保息^①六养万民：一曰慈幼，二曰养老，三曰振穷^②，四曰恤贫^③，五曰宽疾^④，六曰安富^⑤。(《周礼·地官司徒·大司徒》)

【注释】

①保息：安居蕃息。

②振穷：救济贫困。

③恤（xù）贫：同情、怜悯贫苦百姓。

④宽疾：为患病者提供好医疗服务。

⑤安富：让生活富裕的人安定。

【按语】

记录周代礼制的著作《周礼》就安养百姓使之繁衍生息提出了六条政策，将"慈幼"列于首位。东汉末郑玄注曰："慈幼，谓爱幼少也。""慈幼"列于中华民族传统道德规范之一始于此。

【原文】

老吾老，以及人之老；幼吾幼，以及人之幼。(《孟子·梁惠王上》)

【按语】

尊敬我家的长辈，推及尊敬别人家的长辈；爱护我家的孩子，推及爱护别人家的孩子。《孟子》对于尊老爱幼的道德观作了深刻的阐释。

【原文】

以为人命至重，有贵千金，一方济之，德逾于此，故以为名也。(《备急千金要方·序》)

【按语】

人的生命至关重要，比千金还要贵重，开方治好患者的病，最高的德行也莫过于此，故《备急千金要方》以此为书名。

【原文】

凡大医治病，必当安神定志，无欲无求，先发大慈恻隐之心，誓愿普救含灵之苦。若有疾厄来求救者，不得问其贵贱贫富，长幼妍蚩①，怨亲善友，华夷愚智，普同一等，皆如至亲之想。亦不得瞻前顾后，自虑吉凶，护惜身命。见彼苦恼，若己有之，深心凄怆。勿避险巇②，昼夜寒暑，饥渴疲劳，一心赴救，无作功夫形迹之心。如此可为苍生大医，反此则是含灵巨贼③。（《备急千金要方·序例·大医精诚》）

【注释】

①妍蚩（chī）：妍，貌美。蚩，通"媸"，貌丑。

②险巇（xī）：艰难险阻。

③含灵巨贼：指有医术无医德的害人医生。

【按语】

"大医精诚"是医德修养的崇高境界。医生不仅要有高超的医术，更要有高尚的医德。医生须以解除患者疾病痛苦为唯一职责，无论其何等身份"皆如至亲"，个人则"无欲无求"。以德养性、精诚行医、德艺双馨，才是合格的中医人。

【原文】

夫为医之法，不得多语调笑，谈谑①喧哗，道说是非，议论人物，炫耀声名，訾毁②诸医，自矜己德。偶然治瘥一病，则昂头戴面，而又自许之貌，谓天下无双，此医人之膏肓也。（《备急千金要方·序例·大医精诚》）

【注释】

①谈谑（xuè）：谈笑戏谑。

②訾（zǐ）毁：非议诋毁。

【按语】

作为医生不可沾染恶劣习气，不得多言戏谑，高声谈笑，说长道短，非议他人，炫耀自己，自以为是。

【原文】

钱乙，字仲阳……元丰中，长公主女有疾，召使视之，有功，奏授翰林医学，赐绯①。明年，皇子仪国公病瘈疭②，国医未能治。长公主朝，因言钱乙起草野，有异能，立召入，进黄土汤而愈。神宗皇帝召见，褒谕……擢③太医丞，赐紫衣金鱼④……俄⑤以病免。哲宗皇帝复召宿直禁中。久之，复辞疾赐告，遂不复起……病者日造门，或扶携襁负，累累满前，近自邻井，远或百数十里，皆授之药，致谢而去。(《小儿药证直诀·钱仲阳传》)

【注释】

①绯（fēi）：深红色。此处指深红色官服。

②瘛疭（chì zòng）：指手脚痉挛、口斜眼歪的病证。

③擢（zhuó）：选拔、提升官职。

④紫衣金鱼：紫色衣袍和金鱼袋（唐宋三品以上官员佩带作召命验合用物）。

⑤俄：指短暂的时间，不久。

【按语】

儿科鼻祖钱乙两次请辞翰林医学、太医丞，托疾周痹，回山东郓城，为乡间百姓送医授药，其一心为民服务的精神足为医界楷模。

【原文】

凡为医之道，必先正己，然后正物。正己者，谓能明理以尽术也；正物者，谓能用药以对病也。如此，然后事必济而功必著矣。若不能正己，则岂能正物；不能正物，则岂能愈疾。(《小儿卫生总微论方·医工论》)

【按语】

正如唐代苏拯在《医人》诗中所说："古人医在心，心正药自真。"从业为医，必须自己先具备良好的品德和正直的人格，然后才能用药治病救人。

【原文】

凡为医者，性存温雅，志必谦恭，动须礼节，举止和柔，无自妄尊，不可矫饰。(《小儿卫生总微论方·医工论》)

【按语】

作为医务工作者，为人处世应当温文尔雅，态度谦恭，有礼有节，不能妄自尊大，更不应虚伪做作。

【原文】

贫富用心皆一，贵贱使药无别。苟能如此，于道几希；反是者，为生灵之巨贼……凡为医者，遇有请召，不择高下，远近必赴。(《小儿卫生总微论方·医工论》)

【按语】

医生对待病人应一视同仁，不分贫富、贵贱、高下，急病家之所急，痛患儿之所痛，无论距离远近，都应加以救助。

【原文】

大抵行医片言处，深思浅发要安详；更兼忠厚斯为美，切戒逢人恃己长……近世医者，诊察诸疾，未言理疗，訾毁前医，不量病有深浅，效有迟速，亦有阴虚阳实，翕合①转移，初无定论，惟务妒贤嫉能，利己害人，惊谬病家，意图厚赂，尤见不仁之心甚矣。(《活幼心书·决证诗赋·戒毁同道》)

【注释】

①翕（xī）合：协调一致。

【按语】

医者在行医过程中，言行要深思谨慎，神态要平静，举止要稳重。更要具备为人忠厚的美德，切忌在患者面前炫耀自己、毁损同行。

【原文】

为医先要去贪嗔①，用药但凭真实心；富不过求贫不倦，神明所在俨如临。(《活幼心书·决证诗赋·为医先去贪嗔》)

【注释】

①嗔（chēn）：动怒，生气。

【按语】

行医首先要去除内心的贪婪与怒气。常怀律己之心，常思贪欲之害。治病用药，深思熟虑，尽心尽力，平等待患，视患犹亲，对待富人不索求高酬，对待穷人不松懈怠慢。

【原文】

凡有请召，不以昼夜、寒暑、远近、亲疏、富贵、贫贱，闻命即赴。

视彼之疾，举切吾身，药必用真，财无过望，推诚拯救，勿惮其劳，冥冥之中，自有神佑。(《活幼心书·决证诗赋·为医先去贪嗔》)

【按语】

为医者的职责，凡有患者求医，不分时间、气候、距离、亲疏关系、富贵贫贱，都应当及时给予救治。将患者的病痛视如自身的痛苦，用药必须正品，报酬不可奢求，全心全意救治，不怕辛苦劳累，自然能获得理想的效果。

【原文】

色脉参详贵造微，早凭疾证决安危；时医怕触病家讳，病稍差池便怨咨。

为医固难，及幼尤难。故医者诊视小儿之证，傥色脉精明，则死生可判。若以恐触病家之讳，犹豫其说，不吐真情，稍有差池，必招其怨。与其受怨于后，孰若告之于先？纵有危难，夫复何怨？昔扁鹊见桓侯曰：疾在腠理，不治将深。桓侯不信。复见曰：病在骨髓，虽司命无何之如。后果弗起。学者于此，触类究心，斯有得于扁鹊之妙旨。(《活幼心书·决证诗赋·辨证早决安危》)

【按语】

如实告知病情是医生的义务，不必担心病家的忌讳，扁鹊见齐桓侯如实告知其疾的典故值得我们学习。

【原文】

人之受病者，有富贵贫贱之殊。自天地视之，皆其所生者也，无一人不养焉，则无一人不爱矣。医者，仁术也，博爱之心也，当以天地之心为心，视人之子犹己之子，勿以势利之心易之也。如使救人之疾，而有所得，此一时之利也。苟能活人之多，则一世之功也。一时之利小，一世之功大。与其积利，不若积功。(《万氏家藏育婴秘诀·十三科·鞠养以慎其疾》)

【按语】

人虽有富贵贫贱之别，但皆是大自然的造化、父母所生养，每个生命都应受到尊重。医为仁术，医生应当以博爱之心救死扶伤，不图眼前小利，但求终生积德积功。

【原文】

良工当以爱其已子之心，而爱人之子，怜惜之^①，抚摩之，未可轻治，为儿作祸也……视人之子如已子，调护保养，无所不致^②。（《万氏家藏育婴秘诀·辨小儿脉证治》）

【注释】

①怜惜之：汉阳忠信堂本作"怜恤之"。

②不致：汉阳忠信堂本作"不至"。

【按语】

万全秉承《孟子·梁惠王上》："幼吾幼，以及人之幼"之旨，强调应用于为医，必须以爱护自己孩子的心情，对待别人家的患病孩子。只要有这样的崇高医德，谨慎施治，就一定能取得对患儿调护保养的最佳效果。

【原文】

病者详于择术，医者务于救瘁。视疾若已，见利勿贪。（《万氏秘传片玉心书·慈幼儆^①心赋》）

【注释】

①儆（jǐng）：告诫，警告。

【按语】

万全深受儒家仁爱思想影响，他提出在行医生涯中要"视疾若已、见利勿贪"，以提高疗效、治病救人为追求，此为医务工作者行为之圭臬。

【原文】

今之明医，心存仁义，博览群书，精通道艺。洞晓阴阳，明知运气，药辨温凉，脉分表里，治用补泻，病审虚实，因病制方，对症投剂，妙法在心，活变不滞。不炫虚名，惟期博济；不计其功，不谋其利；不论贫富，药施一例。起死回生，恩同天地。如此名医，芳垂万世。（《古今医鉴·明医箴》）

【按语】

龚信在《古今医鉴》中专载《明医箴》和《庸医箴》，分别从道德、知识与技术等方面比较明医与庸医的区别，指出明医应当道德上心存仁义，不谋其利；学识上博览群书，博采众长；技术上精通道艺，灵活运用。

【原文】

因与吾不合……予以活人之心，不记宿怨。（《幼科发挥·肺所生病》）

【按语】

医乃仁术，生命面前人人平等，医者当持博大胸怀，就算是与自己意见不合的人来求诊，也应当本着人道主义精神，不记宿怨，尽力救治。

【原文】

恒存济人、博爱之心，乐人之乐，忧人之忧，则药无不效灵矣。（《婴童类萃·凡例》）

【按语】

王大纶引范仲淹《岳阳楼记》"先天下之忧而忧，后天下之乐而乐"语境于儿科，要求儿科医生要永怀济世救人、博爱婴童的赤子之心，与患者共忧乐，这样就能取得理想的疗效。

【原文】

残忍之人必不恻怛①，不可学；驰骛②之人必无静气，不可学；愚下之人必无慧思，不可学；卤莽③之人必不思索，不可学；犹豫之人必无定见，不可学；固执之人必不融通，不可学；轻浮之人必多忽略，不可学；急遽之人必期速效，不可学；怠缓之人必多逡巡④，不可学；宿怨之人借此报复，不可学；自是之人必以非为是，不可学；悭吝⑤之人必以此居奇，不可学；贪婪之人必以此网利，不可学。（《幼科铁镜·十三不可学》）

【注释】

①恻怛（cè dá）：担忧，恻隐之心。

②驰骛（chí wù）：奔走，奔驰。此处指心猿意马不能专心致志。

③卤莽：同"鲁莽"，指说话做事不经过思考。

④逡（qūn）巡：迟疑，犹豫，徘徊不前。

⑤悭（qiān）吝：吝啬。

【按语】

无同情心者，不可从医；不能静心者，不可从医；愚笨不慧者，不可从医；处事鲁莽者，不可从医；心无主见者，不可从医；性情固执者，不可从医；粗心大意者，不可从医；性情急躁者，不可从医；懈怠缓慢者，不可从医；宿怨报复者，不可从医；自以为是者，不可从医；吝啬居奇者，不可从医；贪婪网利者，不可从医。夏禹铸的"十三不可学"提出了进入医疗行业特别是儿科的职业道德标准。

【原文】

故良医处世，不矜①名，不计利，此其立德也；挽回造化，立起沉疴，此其立功也。阐发蕴奥，聿②著方书，此其立言也。一艺而三善咸备，医道之有关于世，岂不重且大耶！（《临证指南医案·华序》）

【注释】

①矜（jīn）：自大，自夸。

②聿（yù）：执笔写字。

【按语】

"三不朽"源于《左传·襄公二十四年》："太上有立德，其次有立功，其次有立言，虽久不废，此之谓不朽。"《临证指南医案·华序》引用于为医，提出"良医三善"：一为处世为人，不自夸自大，不计较利益得失，此为立德；二为挽救生命，拯救顽疾，此为立功；三为阐发深奥的医理，著书立说，此为立言。这就是每个从医者所应追求的境界。

【原文】

夫以利济①存心，则其学业必能日造乎高明；若仅为衣食计，则其知识自必终囿于庸俗。（《临证指南医案·华序》）

【注释】

①利济：指救济，施恩泽。

【按语】

术可暂行一时，道则流芳千古。只有在医德的基础上钻研医术，才能提高医务人员造福百姓的水平；若是仅着眼于个人利益，则其知识面必然局限于平庸鄙陋。

第二章 医家流派

【原文】

扁鹊名闻天下。过邯郸，闻贵①妇人，即为带下②医；过洛阳，闻周人爱老人，即为耳目痹③医；来入咸阳，闻秦人爱小儿，即为小儿医。随俗为变。(《史记·扁鹊仓公列传》)

【注释】

①贵：以……为贵，重视。

②带下：用以指妇科疾病，因妇科疾病多发生于围绕腰部的带脉以下，故称。

③痹：风、寒、湿等侵犯机体引起关节肌肉疼痛麻木的病症。

【按语】

扁鹊根据各地不同的习俗需求而为妇科、老年科、小儿科等专科医生。扁鹊是我国历史记载最早的小儿科专科医师。

【原文】

中古有巫方①，立小儿《颅囟经》②以占夭寿，判疾病死生，世所相传，始有小儿方焉。逮乎晋宋③，推诸苏家，传袭有验，流于人间。(《诸病源候论·小儿杂病诸候·养小儿候》)

【注释】

①巫方：又作巫妨、师巫。传为尧帝之臣，精于医道，能别生死。

②《颅囟经》：我国早期的儿科学专著。全书分上下二卷，不著撰人姓名。唐、宋之际曾有人修订，明代以后此书已佚。今存者为清代《四库全书》辑佚本，认为其"疑是唐末宋初人"托名巫方的作品。

③逮乎晋宋：逮，及。到了东晋至刘宋时期，约公元 317～479 年。

【按语】

本条文就《颅囟经》的内容、价值及其流传情况做了简要介绍。

【原文】

论曰：夫生民之道，莫不以养小为大。若无于小，卒不成大，故《易》称积小以成大，《诗》有厥初生民，《传》云声子生隐公。此之一义，即是从微至著，自少及长，人情共见，不待经史。故今斯方，先妇人、小儿，而后丈夫、耆①老者，则是崇本之义也。（《备急千金要方·少小婴孺方·序例》）

【注释】

①耆（qí）：年老，指六十岁以上的人。

【按语】

孙思邈认为"以养小为大，若无于小，卒不成大"乃"生民之道"，"先妇人、小儿，而后丈夫、耆老"是"崇本之义"，并在其所著《备急千金要方》中，首列妇人方、少小婴孺方于诸病之前，体现了作者对妇、幼健康的高度重视。

【原文】

调理胃脾为医中之王道①，节戒饮食乃却病之良方。（《仁斋直指方论·总论·附：病机赋》）

【注释】

①王道：古代儒者推崇"仁义"治天下，叫"王道"。此处指最基本最重要的方法。

【按语】

调理脾胃是至高无上的治疗法门，节制饮食是防病治病的最佳方法。杨士瀛把调理脾胃推崇为医中之王道，为后代儿科医家薛铠、薛己、万全等所推崇，并演绎发挥。

【原文】

胃者主纳受，脾者主运化。脾胃壮实，四肢安宁；脾胃虚弱，百病蜂起。故调理脾胃者，医中之王道也；节戒饮食者，却病之良方也。（《幼科发挥·原病论》）

【按语】

万全承杨士瀛调理脾胃的理论于儿科，进一步阐释了脾胃的生理功能，提出了

"脾胃虚弱，百病蜂起"的重要论点，确立了儿科脾胃学说的基本观点。他认为脾气困遏的治疗关键在于助其运化，升清降浊，斡旋中气，解除湿困，以复其坤静之德、乾健之运。

【原文】

盖调理脾胃，必资于药。五气属天，五味属地，味气之中，惟甘平者，土之性也。古人立法，必四气浑合，五味相济……今幼科方中，多用丁香、豆蔻、益智仁、砂仁之例，一切辛燥者，集群成剂，温养脾胃，耗散阳气，熬煎阴血，甚非所宜也。盖调理脾胃之法固难，而变通之法尤难。热则消于肌肉，寒则减于饮食。（《万氏家藏育婴秘诀·调理脾胃》）

【按语】

针对脾喜温而恶寒，胃喜凉而恶热的特点，万全推崇调理脾胃的五味相济之论，倡甘平用药治法。脾胃属土，居中以应四傍。其立法，必四气具备、五味调和而后可。四气者，谓寒、热、温、凉；五味者，谓酸、苦、甘、辛、咸。辛甘温热为阳，酸苦咸寒凉为阴，气味合而服之，谓之阴阳相济，得其中和之法。如偏热则伤胃，偏寒则伤脾，非中道也。

【原文】

惟痘疹一科，钱氏用凉泻，陈氏用温补，立法不同，执偏门之说者无以白。二先生之心，先子为吾剖析发明。仲阳之用凉泻，因其烦躁，大小便不通也；文中之用温补，因其泻渴，手足冷也。虚则补之，实则泻之，所谓无伐天和，无翼其胜也。（《万氏家传痘疹心法·痘疹世医心法序》）

【按语】

痘疹治法首推钱乙、陈文中两家，钱乙主张寒凉，陈文中主张温补，立法有所不同，在两家不无偏胜，在后学实不可偏废。万全公开其父万筐教导的治疗原则，辨别钱、陈两家用药的适当时机，汇成歌括，易于记诵，命之为《万氏家传痘疹心法》。

【原文】

天之大宝，只此一九红日；人之大宝，只此一息真阳。孰谓阳常有余，而欲以苦寒之物，伐此阳气，欲保生者，可如是乎？（《类经图翼·大

宝论》)

【按语】

自然界最为珍贵的是太阳，人体最为珍贵的是阳气。张介宾发皇《素问·生气通天论》"阳气者，若天与日，失其所，则折寿而不彰。故天运当以日光明"之义，强调元阳为人生之根本，欲保障人的生命活动，决不可妄用苦寒之品损伤阳气。

【原文】

盖婴儿既生，一日不再食则饥，七日不食，则肠胃涸绝而死……犹兵家之粮道也，饷道一绝，万众立散；胃气一败，百药难施。一有此身，必资谷气。谷入于胃，洒陈于六腑而气至，和调于五脏而血生，而人资之以为生者也。故曰后天之本在脾。(《医宗必读·医论图说·肾为先天本脾为后天本论》)

【按语】

李中梓从小儿脾胃特点出发，阐释了"脾为后天本"的著名论点。

【原文】

幼科诸书，非偏寒偏热之误，便喜补喜泻之殊，予故僭①而折衷之。(《幼科折衷·凡例》)

【注释】

①僭（jiàn）：表示自谦。

【按语】

清代儿科医家秦昌遇以"幼科折衷"为名撰写专著，明确反对"非偏寒偏热之误，便喜补喜泻之殊"，是儿科折衷学说中具有代表性的医家之一。

【原文】

幼科论证，悉以阳有余、阴不足立说，乖①误相承，流祸千古。后人误以婴儿为一团阳火，肆用寒凉，伤脾败胃。(《幼幼集成·凡例》)

【注释】

①乖：违反，背离。

【按语】

清代陈复正在《幼幼集成·凡例》中，表示不认同"阳有余、阴不足"之说，认为若肆用寒凉，必然会损伤小儿脾胃。

【原文】

喜行温补者，动称乎文中；专用凉泻者，祖述乎仲阳。(《幼幼集成·万氏痘麻·天元赋》)

【按语】

宋代之后，医界流派蜂起，名家辈出。在儿科领域，则以陈文中为代表的温阳学派和以钱乙为代表的寒凉学派影响最大。两种学说相得益彰，使中医儿科学成为一门系统、完善的临床学科，对于儿科理论和实践体系发挥了奠基的作用。

【原文】

乙以为小儿纯阳，无烦①益火。(《四库全书目录提要》)

【注释】

①烦：劳烦。

【按语】

本条引纪昀等人论述，认为钱乙对小儿纯阳的理解，是小儿阳气偏旺，真阴不足，不必过多重视温阳。钱乙在治疗上的确注重填补真阴，如将仲景金匮肾气丸去附、桂为地黄丸（六味地黄丸），立为治疗肾虚证主方，便是典型范例。

【原文】

小儿经方，千古罕见，自乙始别为专门，而其书亦为幼科之鼻祖。(《四库全书目录提要》)

【按语】

《小儿药证直诀》问世后，一直受到历代医家的高度重视，被列为研习儿科必读之书。钱乙善于化裁古方，研制新方，许多方剂至今为临床各科广泛应用。钱乙对中医儿科学体系的形成作出了突出贡献，因而被誉为"幼科鼻祖"。

【原文】

世人以小儿为纯阳也，故重用苦寒。夫苦寒药，儿科之大禁也……不知儿科用苦寒，最伐生生之气也……小儿之火，惟壮火可减；若少火则所赖以生者，何可恣用苦寒以清之哉！故存阴退热为第一妙法。(《温病条辨·解儿难·儿科用药论》)

【按语】

清代温病学家吴瑭指出，苦寒之药不宜在儿科疾病治疗中重用滥用，认为存阴退热是治疗小儿温热病的第一妙法。

第三章

年龄分期

【原文】

十八已上①为少，六岁已上为小。(《灵枢·卫气失常》)

【注释】

①已上：即"以上"。此处应理解为以小为上。

【按语】

《灵枢·卫气失常》提出临床上要按人的年龄大小区别对待，这是中医文献中对人生年龄阶段划分的最早记载。掌握小儿生长发育的规律，是从事儿科临床工作的基础。关于儿童与成人的年龄界限，本条文将18岁以内作为儿童范围，联合国世界卫生组织2013年年龄划分标准中提出"0至17岁为未成年人"与此一致。

【原文】

凡生下一七至襁褓内及一岁，皆谓之曰牙儿①；二岁曰婴儿；三岁曰奶童；四岁曰奶腥；五岁曰孩儿；六岁曰小儿。自一岁至十五岁，皆以小方脉治。(《幼幼新书·方书叙例·叙十五岁以下皆可以小方脉治之》)

【注释】

①牙儿：即"芽儿"，比如嫩芽。

【按语】

《幼幼新书》的小儿年龄分期除了上限与前人相近外，对于6岁以下的儿童按每岁一段命名，体现了6岁之前的小儿生长发育变化较快的特点。

【原文】

以今时言之，当以十四以下为小儿治。其十五已①上者，天癸已行，婚冠既就②，则为大人治耳。(《小儿卫生总微论方·大小论》)

【注释】

①已：同"以"。

②就：完成，确定。

【按语】

本文认为儿科医生的服务对象主要是十四岁以内的人，十五岁以上"肾气盛，天癸至"之后就要按成人治疗了。

【原文】

男儿两岁尚为婴，三岁四岁幼为名，五六次第年少长，七龆①八龀②渐论情，九岁为黄③十稚子。（《活幼口议·脉指诀歌》）

【注释】

①龆（tiáo）：换牙。

②龀（chèn）：脱乳牙换长恒牙。

③黄：本意为五色之一，从指人的角度看"黄"又表示"年幼"，源于幼鸟的口角呈黄色。但在古文中，"黄"所指年龄不一，隋朝时称3岁以下的小儿为"黄"，如《隋书·食货志》："男女三岁已下为黄"；唐代称初生儿为"黄"，如《新唐书·脉指诀歌》："凡民始生为黄。"本书元代曾世荣《活幼口议》则以"九岁为黄"。

【按语】

《活幼口议》对于10岁以内小儿按其各年龄生长发育特点作了分期。

【原文】

男子七岁曰髫①，生其原阳之气；女子八岁曰龀，其阴阳方成。故未满髫龀之年，呼为淳阳。若髫龀满后，呼为童儿，始可看脉。（《奇效良方·小儿门·看小儿三脉五脉法》）

【注释】

①髫（tiáo）：本意是小孩下垂的头发。

【按语】

未满髫龀之年呼为纯阳，相当于现代称学龄前期小儿；髫龀满后呼为童儿，相当于现代称学龄期儿童。

【原文】

夫小儿者，幼科也。初生曰婴儿，三岁曰小儿，十岁曰童子。（《幼科发挥·病原论》）

【按语】

万全将小儿按初生、3岁、10岁划分为三期。

【原文】

夫小儿，半周两岁为婴儿，三四岁为孩儿，五六岁为小儿，七八岁为龆龀，九岁为童子，十岁为稚子矣。(《寿世保元·小儿科·小儿形色论》)

【按语】

在中医学文献中，龚氏对小儿年龄阶段的划分比较详明，将小儿时期分为6个阶段，即：婴儿期，孩儿期，小儿期，龆龀期，童子期，稚子期。

【原文】

在幼儿，月内为襁褓①，及期曰婴。(《婴童类萃·跋》)

【注释】

①襁褓（qiǎng bǎo）：襁，指背负婴儿用的宽带；褓，指裹覆婴儿的小被。小儿出生后，即用小被子包裹，布带捆束。

【按语】

1周岁以内的小儿为婴儿。

第四章

生长发育

第一节　胚胎发育

【原文】

天地细缊①，万物化醇②，男女构③精，万物化生。(《周易·系辞下传》)

【注释】

①细缊 (yīn yūn)：同"氤氲"，雾气弥漫之状。此处指阴阳二气交融，云烟弥漫、气氛浓盛的景象。

②醇：厚重而凝结。

③构：同"媾"，指男女交合。

【按语】

《周易》论述了生命的起源在于精。作为自然界天地阴阳化生的产物，自男女生殖之精相合时开始，一个新的生命就诞生了，这就是胎儿期的开始。

【原文】

人始生，先成精，精成而脑髓生，骨为干，脉为营，筋为刚，肉为墙，皮肤坚而毛发长，谷入于胃，脉道以通，血气乃行。(《灵枢·经脉》)

【按语】

本段条文描述了人体生命孕育和形成的过程：人的生命起源于精，由精发育而生成脑髓，以骨骼为支干，以脉管藏血气而营养全身，以筋连串骨骼使之坚强，以肉为壁垒保护内脏，皮肤坚韧则毛发附着生长，五谷入于胃化生出各种营养，借之脉道通行全身，血气运行不息。

【原文】

人之始生……以母为基，以父为楯①。(《灵枢·天年》)

【注释】

①楯（shǔn）：即栏杆的横木。

【按语】

人体胚胎的形成，以母血作基础，以父精作遮蔽捍卫，阴阳互用，形成其发育成长之本。

【原文】

血气已和，荣卫已通，五脏已成，神气舍①心，魂魄毕具，乃成为人。（《灵枢·天年》）

【注释】

①舍（shè）：藏于。

【按语】

本段主要论述了胚胎发生，胎儿发育以及形体、精神形成的过程。气血、荣卫、五脏逐渐生成，然后精神、魂魄产生，成了"形神合一"的新生命。

【原文】

一月而膏，二月而胅①，三月而胎，四月而肌，五月而筋，六月而骨，七月而成，八月而动，九月而躁，十月而生。形体以成，五脏乃形。（《淮南子·精神训》）

【注释】

①胅（dié）：凸出。

【按语】

《淮南子·精神训》讲述了胎儿在母腹中的孕育成长过程，这些认识与现代对胚胎发育的认识是大体一致的。现代将胎儿期分为3段，妊娠早期12周为胚胎期，从受精卵细胞至基本形成胎儿。妊娠中期15周，胎儿各器官迅速生长，功能也渐趋成熟。妊娠晚期13周，胎儿以肌肉发育和脂肪积累为主，体重增加较快。至妊娠10月，五脏俱备，六腑齐通，形神咸备，则一朝分娩而面世。

【原文】

一月为胚，精血凝也；二月为胎，形兆分也；三月阳神为三魂，动以生也；四月阴灵为七魄，静镇形也；五月五行分脏，安神也；六月六律①

定腑，滋灵也；七月精开窍通，光明也；八月元神俱降，真灵也；九月宫室罗布②，以生人也；十月气足，万物成也。(《颅囟经·原序》)

【注释】

①六律：此专指十二律中六阳律，即黄钟、太簇、姑洗、蕤宾、夷则、无射。《灵枢·邪客》："天有六律，人有六腑"。

②宫室罗布：指方方面面基本生成完备。

【按语】

本段论述了胚胎逐月生长发育的规律。妊娠月以每4周为一月。现代胚胎学明确观察到，妊娠4周末可确认胚盘与体蒂，妊娠8周末胚胎初具人形，与本段"一月为胚……二月为胎"的论述吻合。此外，本段原文取自《太上老君内观经》，以道教的观点认识胚胎期的生长发育过程，"三月阳神为三魂""四月阴灵为七魄"等体现了道教的"重神"思想，而"五月五行分脏""六月六律定腑"则为数术理论的应用，最终怀胎十月，形气神齐备，方为胎儿成熟。

【原文】

妊娠一月，名曰始形……妊娠二月，名曰始膏①……妊娠三月，名始胎②……妊娠四月之时，始受水精，以成血脉……妊娠五月，始受火精，以成其气……妊娠六月，始受金精，以成其筋……妊娠七月，始受木精，以成其骨……妊娠八月，始受土精，以成肤革③……妊娠九月，始受石精④，以成皮毛。六腑百节，莫不毕备……妊娠十月，五脏俱备，六腑齐通，纳天地气于丹田，故使关节人神咸备，然可预修滑胎方法也。(《诸病源候论·妇人妊娠病诸候·妊娠候》)

【注释】

①始膏：指胚胎开始凝聚。

②始胎：指开始分化成人形的胚胎。

③肤革：指皮肤。

④始受石精：石，在道教中指用矿石炼就的长生药。始受石精，指人生先天之精形成。

【按语】

本段节选原文论述了胎儿发育的基本规律。妊娠前三月由受精卵到胎儿基本形成，其后为胎儿各组织、器官的不断发育，至十月"关节人神咸备"而分娩。在第四、五、六、七、八月的五个月中，胎儿感受五行的精气形成血、脉、筋、骨、肤，于第九个月加上石精之气，皮毛、六腑、百节毕备，乃是从五行学说解释妊娠中期、晚期胎儿的发育过程。

【原文】

妊娠一月始胚，二月始膏，三月始胞[①]，四月形体成，五月能动，六月筋骨立，七月毛发生，八月脏腑具，九月谷气入胃，十月诸神备，日满即产矣。(《备急千金要方·妇人方·养胎》)

【注释】

①始胞：妇女怀胎三月之称。胞即胞衣，指包裹胎儿和羊水的膜质囊袋，由羊膜、绒毛膜和蜕膜组成。

【按语】

现代医学所说的胚胎期通常是指妊娠最初 8 周，至妊娠 9 周起则称为胎儿，与本段"一月始胚，二月始膏，三月始胞"的论述一致。关于胎儿生长发育规律的认识，本条文在《诸病源候论·妇人妊娠病诸候·妊娠候》的基础上，论述更加全面客观，既言及组织、器官的生长发育，又兼及胎儿器官功能的叙述，描述了胎儿在生长发育过程中动作逐渐产生，胃肠、神经功能逐渐建立的过程。

【原文】

人禀父母精血化生。故《内经》有曰：阳施阴化，谓之有子。《圣济经》言：方其受授之初，一月血凝，二月胚胎兆，三月阳神为魂，四月阴灵为魄，五月五行分五脏，六月六律定六腑，七月七精[①]开窍，八月八景[②]具全，九月气足象成，十月百神集备，至日满而生也。其始有谓之妊者，以其阳始而阴任之也。有谓之胚者，以其未成为器而犹坯也。有谓之胞者，以其已为正阳而阴包之也。有谓之胎者，以食于母而为口颐也。有谓之娠者，以其有时而动也。有谓之怀者，以其有身而依也。原夫此象者，皆阳始阴任在有形之先，次由五行而后化成也……此阴阳五行，夫妇生化，自然之理也。人之赋禀，自受气至胎化，自成形至生养，亦皆由焉。
（《小儿卫生总微论方·禀受论》）

【注释】

①七精：指日、月与金、木、水、火、土五星。《太上老君内观经》："七月七精开窍，通光明也。"

②八景：《圣济经·原化篇·藏真赋序章》作"八景神"。可分为上部八景神：发神、脑神、眼神、鼻神、耳神、口神、舌神、齿神；中部八景神：肺神、心神、肝神、脾神、左肾神、右肾神、胆神、喉神；下部八景神：肾神、大小肠神、胴（胰）神、胸神、膈神、两胁神、左阴右阳神、右阴左阳神。

【按语】

此段论述引自《圣济经》，而《圣济经》又引自道教著作《太上老君内观经》。以道教的观点来认识胎儿的生长发育过程，"三月阳神为魂""四月阴灵为魄""五月五行分五脏""六月六律定六腑""七月七精开窍""八月八景具全"等是道教"重神"思想和数术理论的应用。这些观点反映了道教对于胎儿生长发育的认识。

【原文】

其子在腹中，十月之间，随母呼吸，母呼亦呼，母吸亦吸。呼吸者，阳气也，而生动作，滋益精气神。饥则食母血，渴则饮母血。儿随日长，皮肉、筋骨、血脉、形气俱足。（《东垣试效方·小儿门·斑疹论》）

【按语】

本段论述了胎儿的呼吸从动于母体，即"随母呼吸"，应理解为通过母体吸取大自然的精华之气；又通过母血吸取营养物质，即"饥则食母血，渴则饮母血"。在此基础上"儿随日长，皮肉、筋骨、血脉、形气俱足。"现代研究认为母血与胎血均流经胎盘，并在此进行选择性物质交换，以提供胎儿生长发育所必需的氧气和营养物质。

【原文】

婴童在胎，禀阴阳五行之气以生成，五脏六腑百骸之体悉具，必藉胎液以滋养之，受气既足，自然分娩。（《婴童百问·初诞》）

【按语】

鲁伯嗣认为胎儿需先天之气足，方可成形。先天之精在胞宫中受到母体气血的不断滋养逐渐发育完善，胎儿方能形盛气足，自然分娩。

第二节　形神成长

【原文】

女子七岁，肾气盛，齿更发长；二七而天癸[①]至，任脉通，太冲脉[②]盛，月事以时下，故有子[③]；三七，肾气平均，故真牙生而长极……丈夫八岁，肾气实，发长齿更；二八，肾气盛，天癸至，精气溢写[④]，阴阳和[⑤]，故能有子；三八，肾气平均，筋骨劲强，故真牙生而长极。(《素问·上古天真论》)

【注释】

①天癸：天癸是由肾气促使生成的一种物质，能够促进生殖机能发育及儿童生长发育。男女发育到一定的年龄，这种物质就充足了，故称为"天癸至"。但古代医家对"天癸"有不同的认识，如：一指元阴，《类经·藏象类》说："'天癸'，此先圣命名之精，而诸贤所未察者，其在人身是为元阴"。又云："男女真阴，皆称天癸"。二指肾气，《类经·藏象类》说："肾气，即天癸也"。三指女子月经，《妇人大全良方·调经门·妇人天癸过期经脉不调方论》："天癸过期"。

②太冲脉：王冰注云："太冲者，肾脉与冲脉合而盛大，故曰太冲。"任脉、太冲脉充盛促使了女子月经来潮。

③有子：具备生育能力。

④精气溢写：溢，盈满。写，即"泻"，作"泄"解。精气溢写，意思是说肾气充实，精满而外泄。

⑤阴阳和：此处阴、阳借指女、男。和，即和合，交媾。阴阳和，指男女两性

交合、阴阳和应。

【按语】

本段经文分别叙述了小儿不同年龄阶段身体内部的发育情况，并记述了男女儿童进入青春发育期的年龄差异。这对于及时了解儿童的生理特点和情志变化，加强正确指导，保证青少年身心健康极为重要。生长周期女孩 7 岁、男孩 8 岁为数，女孩的生长发育周期快于男孩。女孩 14 岁、男孩 16 岁"肾气盛""天癸至"，发育基本成熟，初步具备孕育能力，但由于这一阶段的男女生理、心理发育尚未完全成熟，也面临学习知识和技能、适应社会的需求，因而应当到女子三七至四七、男子三八至四八时，"肾气平均"，才是结婚、生育的合适年龄。这种生长发育的规律符合中国 2000 多年儿童生长发育的情况，但近半个世纪以来由于营养、教育、社会环境等多种因素的影响，世界各国包括中国儿童的发育较《素问》所提出的儿童生长发育主要时间节点有逐渐提前的趋势。比如近年来青春期的来临，已经比"二七""二八"普遍提早 2 ～ 3 岁。

【原文】

故生之来谓之精，两精相搏谓之神，随神往来者谓之魂，并精而出入者谓之魄。(《灵枢·本神》)

【按语】

儿童生命活动的开始，起源于阴阳两精相合而形成的胚胎。新的生命产生之后，不断生长发育，神、魂、魄、意、志、思、虑、智等一系列生命活动亦随之而产生。

【原文】

凡生后六十日瞳子成，能咳笑①应和②人；百日任脉成，能自反覆③；百八十日尻骨④成，能独坐；二百一十日掌骨成，能匍匐；三百日髋骨成，能独立；三百六十日膝骨成，能行。此其定法，若不能依期者，必有不平之处。(《备急千金要方·少小婴孺方·序例》)

【注释】

①咳（hái）笑：指婴儿笑。《说文解字》："咳，小儿笑也"。

②和（hè）：唱和，和应。

③反覆：翻身。

④尻（kāo）骨：《千金翼方·小儿·养小儿》"尻"作"髋"。"尻骨"为骶骨与尾骨的合称，又名尾骶骨。

【按语】

古代医家很早就认识到，小儿的生长发育依据时日变化而呈现出一定的规律。孙思邈通过观察小儿各年龄时期基本动作发育的规律提出：出生后60日能对人露出笑容；100日能自己翻身；180日能坐；210日能够爬行；300日能站；360日能行走。这些动作的形成都与相应的机体组织结构发育相关。如果到一定的月龄而不能具备相应的功能，必定与机体脏腑、经脉、骨骼未能正常生长发育有关。

【原文】

男子生于七，成于八；故八月生乳牙，少有知识；八岁换食牙①，渐开智慧，十六而精通，可以有子；三八二十四岁真牙生（俗谓尽根牙），而精足，筋骨坚强，可以任事，盖阴气长而阳亦充矣。女子生于八，成于七；故七月生乳牙，知提携②；七岁换食牙，知识开，不令与男子同席；二七十四而天癸至；三七二十一岁而真牙生，阴始足，阴足而阳充也，命之嫁。小儿岂盛阳者哉？俗谓女子知识恒早于男子者，阳进阴退故也。（《温病条辨·解儿难·俗传儿科为纯阳辨》）

【注释】

①食牙：指恒牙。

②知提携：懂得一些动作。

【按语】

清代医家吴瑭经过临床长期观察，从小儿各年龄阶段的生长发育规律及阴阳学说出发，阐明阴气长而阳始充的过程。直到男子24岁、女子21岁，才能达到阴足阳充的生理状态。吴氏稚阴稚阳学说明确说明了小儿时期，无论在物质基础还是生理功能上，都是幼稚和不完善的，并且伴随着其生长发育而逐步充足。他的学术观点为后代广泛认同。

【原文】

初生之齿，名曰乳齿，共二十枚。门齿八，犬齿八，大白齿四，上下各十。至七八岁，脱去乳齿而生永久齿①，谓之齿。永久齿共三十二枚。

门齿八，犬齿四，小白齿八，大白齿十二，上下各十六。乳齿发生之时期与次序，通例自六月至十二月生门齿，十二月至十六月生小白齿，十六月至二十一月生犬齿，二十月至二十二月生大白齿，而后乃生止颚中门齿。中门齿既生，而后乃生外门齿。永久齿[1]之时期与次序，大率自六岁至七岁，生第一大白齿，七岁至九岁生门齿，九岁至十一岁生小白齿，十二岁至十三岁生犬齿，十三岁至十五岁生第二大白齿，十七至二十五岁生智齿。智齿即第三大白齿，发生最迟。出齿之迟早，有关于身体之健康与否。体弱或多病之小儿，出齿恒迟。(《万有医库·小儿科·出牙困难与牙齿之卫生》)

【注释】

①永久齿：恒牙。

【按语】

本文对牙齿的发育及乳牙和恒牙的萌出时间顺序作了详细的观察和记载，并指出体弱多病的小儿出牙时间推迟。

第三节 变蒸学说

【原文】

小儿是其日数应变蒸之时，身热而脉乱，汗不出，不欲食，食辄吐哯[1]者，脉乱无苦也。(《脉经·平小儿杂病证》)

【注释】

①吐哯（xiàn）：呕吐。《说文解字》："哯，不呕而吐也。"乳饱即吐出，非呕逆病，谓之吐哯。

【按语】

晋代王叔和首先提出"变蒸"一说，认为：变蒸有一定的时间周期，变蒸发生时，可能会有一些临床表现，如发热、不出汗、食欲下降、进食后呕吐、脉象变化等，但没有明显的痛苦。

【原文】

小儿变蒸者，以长血气也。变者上气，蒸者体热。变蒸有轻重。其轻者，体热而微惊，耳冷髋亦冷，上唇头白泡起，如死鱼目珠子，微汗出，而近者五日而歇，远者八九日乃歇；其重者，体壮热而脉乱，或汗或不汗，不欲食，食辄吐哯，无所苦也。变蒸之时，目白睛微赤，黑睛微白，亦无所苦。蒸毕，自明了矣。

先变五日，后蒸五日，为十日之中热乃除。变蒸之时，不欲惊动，勿令旁边多人。变蒸或早或晚，依时如法者少也。

……

变蒸与温壮、伤寒相似，若非变蒸，身热、耳热、髋亦热，此乃为他病，可为余治；审是变蒸，不得为余治。

其变日数，从初生至三十二日一变，六十四日再变，变且蒸；九十六日三变，一百二十八日四变，变且蒸；一百六十日五变，一百九十二日六变，变且蒸；二百二十四日七变，二百五十六日八变，变且蒸；二百八十八日九变，三百二十日十变，变且蒸。积三百二十日小蒸①毕。后六十四日大蒸②，后六十四日复大蒸，后百二十八日复大蒸，积五百七十六日，大小蒸毕也。（《诸病源候论·小儿杂病诸候·变蒸候》）

【注释】

①小蒸：蒸之短者，32日为一周期。

②大蒸：蒸之长者，64日为一周期。

【按语】

《诸病源候论》专列变蒸候论述，将变蒸当作小儿出生后成长过程中的重要节点。文中指出变蒸是小儿出生576日内血气周期性生长的生理现象，阐明了变蒸学说的基本内容，揭示了婴幼儿生长发育由量变到质变，阶段性显著变化，且随着年龄增长而变化周期延长的规律。由出生之日算起，32日为一变，64日再变，变且蒸，即两变一蒸，合十变五小蒸共320日；小蒸之后，又64日一大蒸，再64日复大蒸，复大蒸后，又128日再复大蒸，计三大蒸256日。至此，小蒸320日，大蒸

256日，共计576日，约一岁零七个月，总共十变八蒸，变蒸完毕。美国儿科专家盖泽尔（Gesell）根据对现代美国儿童大量录像分析提出，婴儿生长发育有一定的周期性（28天）显著变化，他称之为"枢纽龄"（Keyage）。盖泽尔的"枢纽龄"学说与中医学变蒸学说在认识论方面是一致的。由于我国古代医家观察的是中国古代儿童，而盖泽尔观察的是美国现代儿童，因此二者提出的生长发育变化的周期规律存在一定时间差异的现象也是符合实际的。

【原文】

凡小儿，自生三十二日一变，再变为一蒸。凡十变而五小蒸，又三大蒸，积五百七十六日，大小蒸都毕，乃成人。小儿所以变蒸者，是荣其血脉，改其五脏，故一变竟辄觉情态有异。（《备急千金要方·少小婴孺方·序例》）

【按语】

《备急千金要方》沿《诸病源候论》的变蒸周期说，特别提出变蒸是关于小儿形体生长和智能发育规律的学说。小儿生长发育旺盛，其形体、神智都在不断地变化，蒸蒸日上，逐渐向健全方面发展。

【原文】

变者，易也……故初三十二日一变，生肾生志。六十四日再变生膀胱……生之九十六日三变，生心喜。一百二十八日四变，生小肠……一百六十日五变，生肝哭。一百九十二日六变，生胆……二百二十四日七变，生肺声。二百五十六日八变，生大肠……二百八十八日九变，生脾智。三百二十日十变，生胃……后六十四日长其经脉，手足受血，故手能持物，足能行立也。（《小儿药证直诀·脉证治法·变蒸》）

【按语】

钱乙认为，小儿在母腹中五脏六腑成而未全，出生之后便随着变蒸，发生形体生长、智能发育的周期性明显变化。他从藏象理论出发，论述了小儿十变至一大蒸期间，随着变蒸发生的周期性脏腑、经脉功能进步阶段性显著变化的规律。

【原文】

一蒸，肝生魂，肝为尚书。未蒸时魂未定，故儿目瞳子昏。蒸后肝生魂定，令目瞳子光明。

二蒸，肺生魄，肺为丞相。未蒸时魄未定，故儿未能嚏嗽。肺上通于鼻，蒸后能令嚏嗽。

三蒸，心生神，心为帝王。未蒸前神未定，故儿未言语。心通于舌，蒸后令儿能语笑也。

四蒸，脾生智，脾为大夫，藏智。故未蒸前儿未能举动，蒸后令儿举动任意也。

五蒸，肾生精志，肾为列女。外应于耳，故蒸后能令儿骨髓气通流也。

六蒸，筋脉伸，故蒸后筋脉通行，九窍津液转流，令儿能立也。

七蒸者，骨神定，气力渐加，故蒸后能令儿举脚行也。

八蒸者，呼吸无有停息，以正一万三千五百息也。凡呼出心与肺，吸入肾与肝，故令儿呼吸有数，血脉通流五十周也。（《幼幼新书·蒸忤啼哭·变蒸》）

【按语】

本条文进一步论述随着每蒸，脏腑生理功能不断完善的规律，即藏象变生次第说。

【原文】

形有强弱，气有清浊，变有迟速，故形壮气清者，其变常速；形弱气浊，其变常迟。（《万氏家藏育婴秘诀·变蒸证治》）

【按语】

万全认为变蒸在不同体质的儿童周期不同。体质相对壮实者，变蒸速度较快；休质相对较弱者，变蒸速度会较迟缓。

【原文】

凡小儿当变蒸之时，不热不惊，别生他症，是为暗变，此受胎气壮实故也。（《万氏秘传片玉心书·变蒸门》）

【按语】

万全认为变蒸时可以没有发热、微惊等各种症状，这是由于小儿先天禀赋充盛，所以能够正常生长发育，而没有任何症状，这就是"暗变蒸"。这一论述明确提出了变蒸时可以没有任何症状，这是小儿先天禀赋充实的表现。

【原文】

小儿初生，形体虽具，脏腑气血尚未成就，而精、神、志、意、魂、魄俱未生全……变蒸既毕，学语、倚立、扶步、能食，血脉筋骨皆牢。禀气盛者，暗合而无外证；禀气弱者，乃有蒸病。(《医学入门·小儿门·乳子调护·变蒸》)

【按语】

本条文明确指出小儿在变蒸前后各方面的变化，变蒸前小儿脏腑气血、精神志意魂魄尚未健全，变蒸完成后语言、站立、行走、进食等功能比较完善，血脉筋骨皆固。禀赋强盛者，变蒸时没有明显的不适；禀赋不足者，则可能出现一些变蒸症状。

【原文】

诞生之后，有变蒸之热，长其精神，壮其筋骨，生其意志。变蒸已毕，一岁期焉，齿生发长，神志有异于前也。(《幼科发挥·形气发微论》)

【按语】

小儿生后经历变蒸，变蒸完成后精神长，筋骨壮，意志生，反映为表现于外的形、神同步协调发展。

【原文】

须要变蒸多遍，则骨节脏腑由是而全，胎毒亦因变而散，气血方荣，性情有异，后来出痘亦轻可也。(《寿世保元·变蒸论》)

【按语】

明代以前的医家认为变蒸显示小儿生长发育，明代以后又提出变蒸后小儿抵御热病的能力增强。《寿世保元》认为，变蒸不仅可使小儿"骨节脏腑由是而全"，而且"胎毒亦因变而散""后来出痘亦轻可也"。

【原文】

小儿变蒸之说，古所无也，西晋王叔和始一言之，继自隋唐巢氏以来，则日相传演，其说益繁。然以余观之，则似有未必然者，何也？盖儿胎月足离怀，气质虽未成实，而脏腑已皆完备。及既生之后，凡长养之机，则如月如苗，一息不容有间，百骸齐到，自当时异而日不同，岂复有此先彼后，如一变生肾，二变生膀胱，及每变必三十二日之理乎？又如小儿之病与不病，余所见所治者，盖亦不少，凡属违和，则不因外感必以内伤，初未闻有无因而病者，岂真变蒸之谓耶？又见保护得宜，而自生至长，毫无疾痛者不少，抑又何也？虽有暗变之说，终亦不能信然。（《景岳全书·小儿则·变蒸》）

【按语】

张介宾力辟历代医家对变蒸的各种传演之说，他认为小儿足月脱离母怀，气质虽未成熟，但脏腑已经完备，出生之后，长养之机，一息不容有间，且百骸齐长，没有此先彼后、没有固定周期，正常生长发育时若非患病则没有临床症状，即使是"暗变"之说他也不能认同。表明了与前辈医家对于变蒸的不同认识。

【原文】

变者，变生五脏；蒸者，蒸养六腑，长血气而生精神、益智慧也。（《幼科铁镜·辨蒸变》）

【按语】

通过"变蒸"，小儿五脏六腑的形体与功能不断完善，血脉与筋骨更为充盈和坚实，情志与智力更为丰满和完备。

【原文】

凡小儿变者变其情态，蒸者蒸其血脉。故每变毕，则情态异常。（《济婴撮要·变蒸》）

【按语】

吴灿对变和蒸的区别以及基本含义进行阐述。变者变其情智，发其聪明；蒸者蒸其血脉，长其百骸。说明变以智能发育为主要特点，蒸以形体发育为主要特点。

【原文】

予临证四十余载，从未见一儿依期作热而变者，有自生至长，未尝一热者，有生下十朝半月而常多作热者，岂变蒸之谓乎？凡小儿作热，总无一定，不必拘泥。后贤毋执以为实，而以正病作变蒸，迁延时日，误事不小，但依证治疗，自可生全。（《幼幼集成·变蒸辨》）

【按语】

变蒸学说的具体内容及其使用价值，历来有争议，明清医家如张介宾、陈飞霞等对变蒸学说便提出了批评性意见。陈氏否认变蒸之说中谈到的依期作热而变，认为凡小儿作热，都属于病理状态，没有依期发热而生变蒸者，告诫医者不要把正病当作变蒸，否则将延误治疗。

从历代医家论述综合分析，并结合临床实践观察，婴幼儿形（身体发育）和神（智慧增长）的发育是同步增长的，并有阶段性显著变化的规律性，这种显著变化的周期有逐渐延长的特点，直至约1岁半之后就不再按照这一规律，进入持续缓慢成长的状态，这些变蒸学说总结的婴幼儿生长发育规律是符合实际的。当然，若是认为在正常生长发育过程中，必定会出现某些异常症状，这就不符合实际了。

第五章　生理特点

【原文】

人之生也，有刚有柔，有弱有强，有短有长，有阴有阳。(《灵枢·寿夭刚柔》)

【按语】

正常人生来就存在生理差异，性格有刚、柔不同，体力有强、弱区分，身材有长、短差别，体质有阴、阳偏颇。

【原文】

婴儿者，其肉脆、血少、气弱。(《灵枢·逆顺肥瘦》)

【按语】

本段所述为古代医籍中关于小儿生理特点最早的记载，认为婴儿在生理方面有着肌肉脆嫩、血分未充、气分薄弱的特点。小儿时期机体的形质和生理功能都是未成熟的，后世医家对小儿生理特点的认识多源于此。

【原文】

人生十岁，五脏始定，血气已通，其气在下①，故好走②；二十岁，血气始盛，肌肉方长，故好趋③。(《灵枢·天年》)

【注释】

①其气在下：气，指人体生长的气，藏于肾，自下而升。人生十岁，此气开始兴盛，助力天癸至，所以说其气在下。

②走：快速地奔跑。

③趋：快步走。

【按语】

本条文以十岁为周期来认识小儿五脏的盛衰及活动能力的情况。人长到十岁的时候，五脏发育已成，血气运行通畅，此时的经气聚于下焦，故喜快速奔跑。到二十岁之时，血气开始旺盛，肌肉也正在发达，故喜快步走。

【原文】

凡孩子三岁以下，呼为纯阳，元气未散。(《颅囟经·脉法》)

【按语】

本段最先提出"小儿纯阳"之说，但对纯阳一词的概念仅称为"元气未散"，未作详尽阐明。后世医家对纯阳之说有不同见解。《温病条辨·解儿难·俗传儿科为纯阳辨》解释为："此丹灶家言，谓其未曾破身耳"；《四库全书目录提要》则说："乙以为小儿纯阳，无烦益火"。现在一般认为，"纯"指小儿先天所禀赋的元阴元阳未曾耗散；"阳"指小儿的生命活力，即蓬勃的生机；所谓"纯阳"是指生机旺盛，好比旭日之初升，草木之方萌，蒸蒸日上，欣欣向荣，正是这种蓬勃的生机促进了小儿迅速地生长发育。

【原文】

儿之初生，颅囟未合。(《颅囟经·跋》)

【按语】

《颅囟经·跋》指出初生儿颅囟未合为生理现象。初生小儿常有两囟，一般后囟于生后 6～8 个月内闭合，前囟于 1.5 岁前闭合。

【原文】

小儿初出腹，骨肉未敛，肌肉犹是血也，血凝乃坚成肌肉耳。(《备急千金要方·少小婴孺方·初生出腹》)

【按语】

小儿肌肉赖血以生，血弱则肌肉不成，血凝则肌肉坚实。

【原文】

夫小儿讬①质胞胎，成形气血。诞生之后，骨肉轻软，肠胃细微。(《太平圣惠方·小儿五痫论》)

【注释】

①讬："托"的异体字。

【按语】

本条文提出初生儿的生理特点为：小儿初出胞胎，形体已具，然骨肉未坚，肠胃未壮。

【原文】

脏腑柔弱，易虚易实，易寒易热。(《小儿药证直诀·原序》)。

【按语】

本条文说明小儿出生后，机体赖以生存的物质基础虽已形成，但尚未充实和坚固；机体的各种生理功能虽已运转，但尚未完善和成熟。所以，生理上脏腑柔弱，患病后便产生易虚易实、易寒易热的特点。

【原文】

小儿在母腹中，乃生骨气，五脏六腑，成而未全。自生之后，即长骨脉，五脏六腑之神智也。(《小儿药证直诀·脉证治法·变蒸》)

【按语】

初生儿五脏六腑成而未全，成者谓其形初具，未全谓远未健全。小儿出生之后，日益充养，形备而后神生，并且不断生长发育，才能脏腑充盛，骨脉生长，神识渐开，志意周全。

【原文】

为小儿脏腑娇嫩，血气懦弱，肌体不密，精神未备，故称不易医也。(《幼幼新书·方书叙例·叙调理小儿》)

【按语】

小儿时期机体各个系统的器官发育相对嫩弱，五脏六腑的形与气相对不足，抵御外邪的能力不强，情志功能尚未成熟，年龄越小，这种不足的状态越明显。所以，儿科病较之成人难治。

【原文】

小儿初生之时，肠胃绵脆，易饥易饱、易虚易实、易寒易热。(《儒门事亲·过爱小儿反害小儿说》)

【按语】

张子和继承宋代钱乙的学术思想并推衍之，归纳小儿生理特点为"六易一弱"，即"肠胃绵脆，易饥易饱、易虚易实、易寒易热"。基于这一认识，他认为小儿肠胃嫩弱，不胜其毒，故处方用药处处以顾护稚阳、不损脾胃为前提。

【原文】

小儿一周之内，皮毛、肌肉、筋骨、髓脑、五脏、六腑、荣卫、气血，皆未坚固。譬如草木茸芽之状，未经寒暑，娇嫩软弱，今婴孩称为芽儿故也。(《小儿病源方论·养子真诀·养子十法》)

【按语】

本条文说明小儿时期其形体结构虽已具备，但尚未充实；生命活动虽已运作，但尚且脆弱。陈文中认为小儿脏腑娇嫩，发育未臻完善，年龄愈是幼小则愈加不足。因此，应当更加注重调护摄养，使其元气充盛，方能迅速长养。

【原文】

为医之道，大方脉为难，活幼尤难。以其脏腑脆嫩，皮骨软弱，血气未盛，经络如丝，脉息如毫，易虚易实，易冷易热。兼之口不能言，手不能指，疾痛之莫知。(《世医得效方·小方科·活幼论》)

【按语】

为医之道，活幼尤难，是因小儿有其独特的生理、病理特点。小儿生理特点脏腑娇嫩，肤骨柔弱，血少气弱，经脉未盛，神气怯弱。其赖以生存的物质基础虽已形成，但尚未充实和坚固；机体的生理功能活动虽已运转，但尚未成熟。同时小儿病痛主诉不清，给儿科医生诊治带来了困难。

【原文】

人生十六岁以前，血气俱盛，如日方升，如月将圆。惟阴长不足，肠胃尚脆而窄，养之之道不可不谨。(《格致余论·慈幼论》)

【按语】

本条文指出小儿发育迅速，对水谷精微的需求迫切，因而相对更感到阴分不足，更需注意保护肠胃、养护阴分。

【原文】

夫小儿之初生，血气未足，阴阳未和，脏腑未实，骨骼未全。(《医学正传·小儿科》)

【按语】

初生小儿机体和脏腑的功能处于幼稚嫩弱状态。小儿初生，乍离母腹，如嫩草之芽，娇嫩无比，气血未充足，阴阳未和燮，脏腑未充实，骨骼未长成，所处环境发生根本性变化，其适应及调节能力常不足，抗病力弱，全赖悉心调护。若稍有疏忽，易致患病，甚至夭折。

【原文】

夫小儿八岁以前曰纯阳，盖其真水未旺，心火已炎。故肺金受制而无以平木，故肝木常有余，而脾土常不足也。(《医学正传·急慢惊风》)

【按语】

虞氏对"纯阳"之说的理解，认为是肾阴不足、心火偏旺。并由此以五行生克的关系得出肺金受制约、肝木常有余、脾土常不足的结论。

【原文】

盖小儿初生，只是一块血肉耳，虽有神脏、形脏，有其具而未能用也。百日之后，知觉运动以渐而生。至于有疾，口不能言，脉无可诊，名曰哑科。一、二、三岁，口虽能言，而胃气未实，经脉未满，其脉难辨。故曰：子生三年，然后免于父母之怀。其有疾也，而欲治之，则肠胃脆薄，不胜汤丸；荣卫微弱，难施针灸。四岁以后，诸病与大人同，但药剂小耳。惊、疳、痘、疹四症，当别论之。《经》曰：不能察其幼小者，谓冠壮易明，童稚难治也。(《万氏家藏育婴秘诀·十三科》)

【按语】

本节阐明了小儿在不同的年龄阶段，有其不同的生理特点，临床诊治较成人而言均增加了困难，需要按照各年龄段的特点诊治。"惊、疳、痘、疹"四症是后来儿科四大要症"痧、痘、惊、疳"的早期论述。

【原文】

五脏之中肝有余，脾常不足肾常虚，心热为火同肝论，娇肺遭伤不易愈……有余为实，不足为虚……儿之初生曰芽儿者，谓如草木之芽，受气初生，其气方盛，亦少阳之气，方长而未已，故曰肝有余，有余者，乃阳自然有余也。脾常不足者，脾司土气①，儿之初生，所饮食者乳耳，水谷未入，脾未用事，其气尚弱，故曰不足，不足者，乃谷气之自然不足也。心亦曰有余者，心属火，旺于夏，所谓壮火之气也。肾主虚者，此父母有生之后，禀气不足之谓也。肺亦不足者，肺为娇脏，难调而易伤也。脾肺皆属太阴，天地之寒热伤人也，感则肺先受之②；水谷之寒热伤人也，感则脾先受之，故曰脾肺皆不足。（《万氏家藏育婴秘诀·五脏证治总论》）

【注释】

①土气：原作"火气"，据忠信堂本改。

②肺先受之：原作"肝先受之"，据忠信堂本改。

【按语】

万氏在钱乙"五脏所主"的启示下，承前贤所论，总结出五脏之中"肝常有余""脾常不足""心常有余""肺常不足"和"肾常虚"的理论观点。从临床上看，心主惊，主热，心阳亢奋易致惊悸、壮热；肝为风木之脏，感受外邪之后，每易邪气鸱张而出现高热、抽风，这就是心肝有余的易患病证表现。至于肺脾不足，是因肺为娇脏，卫外不固，易为风邪所侵而咳喘；脾主运化，但未健全，故易吐泻。肾常虚是指肾脏的主要病证为亏虚不足，不任大肆攻伐。认识到这些生理特点并运用于临床实践，对某些脏腑状态、病理、病证的深入揭示和认识，有着重要的理论和临床实践意义。

【原文】

阴常不足肾常虚，筋骨难成貌必癯①。钱氏立方惟有补，经云疮疹泻有余。水为阴，火为阳，一水不胜二火，此阳常有余，阴常不足，肾之本虚也明矣。（《万氏家藏育婴秘诀·五脏证治总论·肾脏证治》）

【注释】

①癯（qú）："臞"的异体字，即瘦。

【按语】

万氏在《内经》"一水不胜二火"的启示下，提出小儿"阳常有余，阴常不足"理论观点。所谓"一水"即肾水，"二火"即君火与相火。小儿时期，以阳为用，生长旺盛，对水谷精微需求迫切；生病后常易从阳化热，往往造成阴津亏损。故无论是生理上或病理过程中，常表现为阳有余而阴不足。

【原文】

医门治例，幼科最难。肠胃脆而多伤乳食，筋骨嫩而易感风寒。易虚易实兮，变如反掌。（《万氏秘传片玉心书·慈幼慨心赋》）

【按语】

本条文指出幼科难治，在于其肠胃脆弱，易伤乳食；筋骨怯嫩，易罹外感，由其生理特点而形成了病理上易虚易实、易传易变的特点。

【原文】

方其幼也，有如水面之泡、草头之露，气血未定，易寒易热，肠胃软脆，易饥易饱。(《幼科发挥·形气发微论》)

【按语】

万氏形容小儿气血未定，稚嫩脆弱，就像水面之泡、草头之露。脏腑之中尤其是脾胃薄弱，易于为饥饱所伤，应当刻意调护。

【原文】

云肝常有余、脾常不足者，此却是本脏之气也。盖肝乃少阳之气，儿之初生，如木方萌，乃少阳生长之气，以渐而壮，故有余也。肠胃脆薄，谷气未充，此脾所以不足也。(《幼科发挥·五脏虚实补泻之法》)

【按语】

本段从小儿的生理特点出发，阐述脾常不足是脾脏本身发育未完全，不能适应机体生长发育的需要。而肝气生发是其生机旺盛推动生长发育的动力，少阳在脏象征着肝、在腑象征着胆、在人体象征着少火，是人体生生不息的生命之源。

【原文】

夫小儿初生，形体虽小，其气、血、精、神、志、意、魂、魄，俱未能全。(《明医指掌·小儿科·变蒸》)

【按语】

小儿初生，形体初具，阴既未充，阳亦未长，血少气弱，神气未全，哺喂护持，尤当加意。

【原文】

若其同中之不同者，则脏气各有强弱，禀赋各有阴阳。(《景岳全书·传忠录·藏象别论》)

【按语】

人体是一个有机整体，体内阴阳是互相制约、互根互用、消长平衡、相互转化的关系，而禀赋各脏的阴、阳多、少有所不同，由此也就形成了个体体质的差异性。后世医家根据其理论，不断丰富和发展阴阳与体质的关系，使其成为体质分型的基本依据。

【原文】

自古无螳螂子①之病。凡小儿变蒸之候，每有口内微肿恶乳之时，名曰妒乳②，不治自愈。(《兰台轨范·小儿门·治螳螂子方》)

【注释】

①螳螂子：亦称颊脂垫、吸乳垫。指初生儿口腔两颊部隆起，稍硬，无红、热、痛症状的一种特殊生理现象。

②妒(dù)乳：妒，"妬"的异体字。妬乳，即指螳螂子。有认为螳螂子有碍吮乳，因此而名。

【按语】

螳螂子为初生儿的一种特殊生理现象，不但无害，反可使吮乳更为有力。螳螂子两颊肿硬，不治日后可自愈，不应妄加切割，否则会造成损伤、出血、感染等。

【原文】

马牙①疳，初生小儿胎内受热，见风即生，但看牙根上有白色如脆骨者即是。(《杂病源流犀烛·咽喉音声病源流》)

【注释】

①马牙：初生儿口内起黄白色小斑点，常见于牙龈，称马牙，又称板牙、板口黄等。斑点多者也可见于上腭等处，见于上腭者称七星疮。

【按语】

马牙为新生儿的一种特殊生理现象。现代医学指出马牙是上皮细胞堆积或黏液腺分泌物积留所致，对婴儿健康并无影响，生后数周至数月可自行消失，不应妄加处治。

【原文】

古称难治者，莫如小儿，名之曰哑科。以其疾痛烦苦，不能自达；且其脏腑薄，藩篱疏①，易于传变；肌肤嫩，神气怯，易于感触②。(《温病条辨·解儿难·儿科总论》)

【注释】

①藩（fān）篱疏：藩篱，即篱笆。这里指腠理疏松。

②易于感触：容易感受病邪。

【按语】

自古认为，小儿疾病难于诊治的原因除了对疾病的痛苦不能自述之外，还有其生理及病理上的特点，如小儿脏腑薄弱，肌肤娇嫩，腠理疏松，神气怯弱，容易感受病邪并发生传变等。

【原文】

古称小儿纯阳，此丹灶家①言，谓其未曾破身②耳，非盛阳之谓。小儿稚③阳④未充，稚阴⑤未长者也。（《温病条辨·解儿难·俗传儿科为纯阳辨》）

【注释】

①丹灶家：即道家，古指炼丹的方士。

②未曾破身：指童身之体真阴未曾耗动。

③稚：指幼稚、娇嫩、未臻成熟。

④阳：指机体功能活动。

⑤阴：指精血津液、脏腑经络、筋骨脑髓等有形之质。

【按语】

吴氏提出小儿"稚阴稚阳"的学说，即稚阳未充，稚阴未长，阴阳二气均属不足。指出古称"小儿纯阳"是来自于道家的说法，只是指儿童未经男女交合而损耗禀受于父母的先天元气，并不是指阳气偏盛。认为小儿时期无论是属阴的形体结构方面，抑或是属阳的功能活动方面，均处在幼嫩不完善的状态。"稚阴稚阳"理论用阴阳学说阐明小儿时期生理特点和体质特点，这种稚弱状态需要随着年龄的不断增长以及生长发育的不断完善，才能逐步趋向成熟。这一学说的提出，更加全面深刻地概括了小儿时期的生理特点。

【原文】

盖小儿虽为少阳之体，而少阳实为稚阳，有若草木之萌芽，娇嫩畏寒。（《医学衷中参西录·医方·治小儿风证方·镇风汤》）

【按语】

　　小儿自初离母体，就开始了自身阴阳平衡、动态变化而长养的过程。在这个过程中，阳气始终占据主导地位，是小儿生长发育的原动力，这是少阳学说的核心观点。但实际上，少阳较太阳、阳明之阳气量少而稚，因而少阳并非指阳气有余实则为阳气不足。

第六章 病因病机

【原文】

天有四时五行，以生长收藏，以生寒暑燥湿风。人有五脏化五气，以生喜怒悲忧恐。故喜怒伤气，寒暑伤形。暴怒伤阴，暴喜伤阳。厥气①上行，满脉去形。喜怒不节，寒暑过度，生乃不固。(《素问·阴阳应象大论》)

【注释】

①厥气：指厥逆不顺之气。

【按语】

大自然有春夏秋冬四时的更易，又有金木水火土五行的变化，以利生长收藏，产生了寒暑燥湿风不同的气候。人与天地相参，人体五脏，化生五气，因而产生喜怒悲忧恐五种情志。过喜过怒都可以伤气，寒暑外侵都会损伤形体。大怒会伤阴气，大喜会伤阳气。如果逆气上冲，血脉堵塞，会形色突变。因此，对喜怒不加节制，对寒暑不善于调适，就会有伤及生命的危险。

【原文】

邪之所凑，其气必虚。(《素问·评热病论》)

【按语】

病邪侵袭时，机体发病与否，不仅与邪气的性质、轻重有关，更重要的是机体的体质强弱，外邪之所以能侵袭人体，必然有机体正气亏虚的内因。

【原文】

饮食自倍，肠胃乃伤。(《素问·痹论》)

【按语】

饮食过量会加重胃肠负担，损伤其功能，产生疾病。

【原文】

血气不和，百病乃变化而生。(《素问·调经论》)

【按语】

人之一身，不离气血。若气血失和，就会产生变化而发生各种疾病。

【原文】

五疫①之至，皆相染易，无问大小，病状相似。（《素问·刺法论》）

【注释】

①五疫：病症名，系多种疫病的总称。古人借五行而分木疫、火疫、土疫、金疫、水疫。

【按语】

各种疫病流行时，在人群中互相传染，不论是成人、儿童，产生的临床症状大致相同。

【原文】

木之所伤也皆伤其枝，枝之刚脆而坚未成伤也。人之有常病也，亦因其骨节、皮肤、腠理之不坚固者，邪之所舍也，故常为病也。（《灵枢·五变》）

【按语】

树木的损伤，主要表现为伤及树枝，如果树枝坚硬刚强就不会被伤害。经常生病的人，也是因为他的骨节、皮肤、腠理等部位不够坚固，邪气侵入而停留在这些地方，就会患病了。本条文与《素问·评热病论》"邪之所凑，其气必虚"的观点一致，都是强调了正气强弱在发病中的关键作用。

【原文】

肉不坚，腠理疏，则善病风。（《灵枢·五变》）

【按语】

肌肤脆弱，腠理疏薄，最易感触风邪而致病。

【原文】

风雨、寒热，不得虚，邪不能独伤人。卒然逢疾风暴雨而不病者，盖无虚，故邪不能独伤人。此必因虚邪之风，与其身形，两虚相得，乃客其形；两实相逢，众人肉坚。（《灵枢·百病始生》）

【按语】

本条提出了中医病因学内外因相合的基本观点，认为外邪能够伤人致病，必然有其正气亏虚的内因。

【原文】

病无长少，率^①皆相似，如有鬼厉之气，故云疫疠病。(《诸病源候论·疫疠病诸候·疫疠病候》)

【注释】

①率（shuài）：大致，大概。

【按语】

本条文提出疫疠病名，指出其特点为不管成人儿童，症状表现相似。

【原文】

时气病者，是四时之间，忽有非节之气，如春时应暖而寒，夏时应热而冷，秋时应凉而热，冬时应寒而温。其气伤人，为病亦头痛壮热，大体与伤寒相似，无问长幼，其病形证略同。言此时通行此气，故名时气。世亦呼为天行。(《诸病源候论·小儿杂病诸候·时气病候》)

【按语】

时气病属于流行病的范畴，是感受"非节之气"所致。其特点是不问长幼，辗转相互传染，病症表现相似。小儿脏腑娇嫩，气血未充，御邪力弱，属于易感人群，在时气病发病的季节和地区，小儿的保健预防尤为重要。

【原文】

小儿中客忤者，是小儿神气软弱，忽有非常之物，或未经识见之人触之，与鬼神气相忤而发病，谓之客忤也。亦名中客，又名中人。(《诸病源候论·小儿杂病诸候·中客忤候》)

【按语】

小儿脏腑娇嫩，神气未定，若暴受惊吓，可出现面色异常、呕吐、泄泻、腹痛、夜卧不安、夜啼、瘛疭等病症，称为客忤。

【原文】

小儿血气未定，肌肤脆弱，若将养^①乖宜，寒温失度，腠理虚开，即为

风所中也。(《诸病源候论·小儿杂病诸候·中风候》)

【注释】

①将（jiāng）养：调养，扶养。

【按语】

小儿时期血气未盛，肌肤脆弱，如果护养不当，寒温失调，则易中风邪而致病。

【原文】

犹或胎气禀受有强弱，骨骼所具有成亏，而寿数之修短系焉。(《圣济总录·小儿门·小儿统论》)

【按语】

先天禀赋对于人的寿命长短有着深远的影响。

【原文】

小儿肠胃嫩弱，饮食易伤，若将养失宜，乳哺不节，致脾胃不能传化水谷之气。(《圣济总录·小儿门·小儿宿食不消》)

【按语】

小儿脾胃的形态发育未臻完善、功能未臻成熟，容易被饮食所伤。如果护养不当，乳哺失节，小儿的脾胃便不能传导水谷、化生精微，宿食不消，产生疾病。

【原文】

然五脏未定，虽微喜怒嗜欲之伤，风雨寒暑，饮食居处，易以生患。故外邪袭虚，入为诸风；肥甘之过，积为疳黄；襁褓不慎，则肌腠受邪而寒热；出处不时，则精神不守而客忤；蕴热而斑毒；积冷而夜啼。皆阴阳之寇①甚于刚壮也。(《幼幼新书·病源形色·得病之源》)

【注释】

①寇："宼"的异体字，此处可理解为不平衡。

【按语】

本节指出婴儿患病的病因，因其五脏功能尚未健全，虽然喜怒、嗜欲造成的伤害少见，但受外邪侵袭、饮食所伤、护养不当、惊恐伤神、热毒积冷而致阴阳平衡失调患病的情况，比成人更为常见。

【原文】

儿自生下，至一腊①前后有病者，多是未生之前，在母胎妊之时，母食毒物，胎有所感，至生下之后，毒气发而为病。(《小儿卫生总微论方·胎中病论》)

【注释】

①一腊：古称小儿初生七日为"一腊"。

【按语】

本条文指出初生儿疾病与母体中所感受的胎毒攻发密切相关。

【原文】

大概小儿病者纯阳，热多冷少也。(《黄帝素问宣明论方·小儿门·诸病总论》)

【按语】

六淫之邪、疫疠之邪在发病之后可以转性，由于小儿阳常有余，外邪客犯多易化热、化火。某些具有热性性质的外邪，客犯阳常有余之小儿，其病热当然；某些非热性性质的外邪，客犯阳常有余之小儿亦可化热而转为热证。这就是小儿热证多、寒证少的原因。

【原文】

富家之子，得纵其欲，稍不如意则怒多，怒多则肝病多矣。夫肝者，木也，甚则乘脾矣。(《儒门事亲·过爱小儿反害小儿说》)

【按语】

小儿性多执拗，若娇生惯养，所欲不遂则哭闹要挟，久而久之则养成易暴易怒的坏习惯，易于发生肝病。肝失条达，横乘脾土，又极易产生脾胃病证。

【原文】

百病皆由脾胃衰而生也。(《脾胃论·脾胃胜衰论》)

【按语】

脾胃为后天之本，居中而灌溉全身。若是脾胃内伤，便容易发生各种各样的疾病。

【原文】

初生牙儿，三朝之后，满月之前，所受诸证作疾，轻重不同者，盖由

胎气禀赋有壮有弱，其母饮食恣全饥饱、起止无忌、坐卧不择，令儿得疾。《活幼口议·议胎中受病诸证一十五篇·胎气》）

【按语】

本条文指出初生儿患病有轻有重，都是因为禀赋有强有弱，其母饮食有调与不调、起居有节与不节之别的缘故。

【原文】

疹毒乃天行气运变迁之使然，亦随天地乖戾之气而受病，故曰时气。（《活幼心书·明本论·疮疹》）

【按语】

本条文明确提出出疹性时行疾病的发病，与天气变化、"乖戾之气"感人相关。

【原文】

愚尝论十岁以上小儿，饮酒啖①热，因热动血，醉饱掬撅②，胃脘吐血，甚至鼻口俱出，此非内因外因之使然，乃自取过耳……有长成小儿，偶因他物自伤，或戏走失足，触损两目，血胀肿痛，昼轻夜重……有因饮食中误吞骨鲠③，吐不出，咽不下，气郁生痰，痰裹其骨，内则作痛，外则浮肿，啼声似哑，亦为可虑……有孩儿贪劣，因弄刀锥，或乘高堕地，致伤皮破血出……有仅十五岁者，恃其血气方刚，惟务驰骋，多致落马堕车，或斗狠跌折肢体，一切损证及毒虫恶兽所伤，此又世医各有专科，兹不繁引。（《活幼心书·明本论·不内外因》）

【注释】

①啖：吃。

②掬撅（jū juē）：掬，指手捧起状；撅，指翘起嘴。掬撅，引申为大吃大喝。

③鲠（gěng）：鱼刺。

【按语】

小儿因意外因素造成损伤，曾世荣将其归为"不内外因"。小儿智识未开，好奇好动，缺乏自我保护意识，对外界一些危险因素缺乏识别和防范意识，家长若疏于对小儿的教育，照看不周，则会导致小儿由于饮酒、进食大热食物、为器物所伤、嬉戏行走失足、骨刺卡在喉咙、落马坠车、恶斗跌伤、虫兽所伤等，造成各种损伤，需要由各个相关专科去诊治。

【原文】

尝谓木有根荄^①，水则有源。根荄盛则枝叶畅茂，源深则其流必长。小儿禀父母元气而生成，元气盛则肌肤充实，惊、疳、积、热，无由而生，风寒暑湿，略病即愈。元气虚则体质怯弱，诸证易生，所患轻则药能调治，所患重则可治者鲜。(《世医得效方·小方科·活幼论》)

【注释】

①荄（gāi）：草根。

【按语】

草木有根，水有源头，根盛叶茂，源深流长。小儿禀赋父母元气而成，元气盛者，可以不生病，或发病轻而很快痊愈。元气虚者则体质怯弱，容易患病，其所患病轻还能用药物治疗，若是病重就很难取得疗效了。

【原文】

儿之在胎，与母同体，得热则俱热，得寒则俱寒，病则俱病，安则俱安。母之饮食起居，尤当缜密。(《格致余论·慈幼论》)

【按语】

胎儿与孕母同为一体，休戚相关，母热则子热，母寒则子寒，母病则子病，母安则子安。所以，孕母的饮食、起居等需要特别加以注意。

【原文】

痘疹原因胎毒成，发生须是待天行。(《幼科全书·治痘总括》)

【按语】

天花、麻疹之类时行疾病，其发病系因内禀胎毒，加外感天行不正之气。此处胎毒，可作广义之先天病因理解。由于小儿对痘疹邪毒缺乏先天性免疫力，故一旦感受，便得以发病。

【原文】

夫孺子之在襁褓中也，内无七情六欲之交战，外无大风大寒之相侵，奚其幼科之疾，若是之繁且甚欤？抑考其证，大半胎毒而少半伤食也，其外感风寒之证十一而已。(《医学正传·小儿科》)

【按语】

胎毒、伤食、外感，为新生儿三大病因。而在三者之中，又以胎毒最为重要。

【原文】

夫婴童之症，多因妊娠浓味、七情，或儿乳哺失宜，或乳母饮食郁怒所致。（《保婴撮要·肝脏》）

【按语】

本条文指出婴童之病症，大多与孕母妊娠期间的饮食厚味、七情过度，或出生后婴儿哺养不当，以及乳母饮食不节、情志抑郁愤怒等相关。

【原文】

小儿之疾，属胎毒者十之四，属食伤者十之五，外感者十之一、二。（《万氏家藏育婴秘诀·十三科·鞠养以慎其疾》）

【按语】

本条文认为儿科疾病三大病因，伤食占首位，胎毒次之，外感再次之。

【原文】

大抵婴儿脾病多，只因乳食欠调和。知他脏病须调胃，若到成疳受折磨。胃主纳谷，脾主消谷。饥则伤胃，饱则伤脾。小儿之病，多过于饱也。或母有气实形壮者，其乳必多，求儿不哭，纵乳饮之，定乃伤于乳也。母之气弱形瘦者，其乳必少，恐子之哭，必取谷肉粑①果之类，嚼而哺之，不饱不止，定乃伤于食也。故小儿之病，胃②最多也。（《万氏家藏育婴秘诀·五脏证治总论·肾脏证治》）

【注释】

①粑（bā）：指饼类食物。

②胃：忠信堂本为"胃脾"。

【按语】

乳足者，纵儿饮乳，定为伤乳；乳不足者，过哺谷肉粑果，定为伤食。过饥则损伤胃气，过饱则伤脾碍运。小儿脾胃病以过于饱食者多，儿科疾病以脾胃病为多。

【原文】

幼小无知，口腹是贪，父母娇爱，纵其所欲，是以脾胃之病，视大人

犹多也。(《万氏家藏育婴秘诀·调理脾胃》)

【按语】

小儿生理特点脾胃形气未充，又贪食嗜食不知自节，再加父母溺爱，纵容小儿，所以，小儿脾胃病的发病率高于成人。

【原文】

大抵小儿之病，大半胎毒①。(《幼科发挥·原病论》)

【注释】

①胎毒：广义是先天形成的各种病理因素，狭义指先天禀受的热毒。

【按语】

本条文指出小儿，尤其是初生儿，如产生病症，多与胎毒有关。

【原文】

肠胃脆薄兮，饮食易伤；筋骨柔弱兮，风寒易袭。父母何知，看承太重。重绵厚袄，反助阳以耗阴；流歠①放饭，总败脾而损胃。闻异声，见异物，失以提防；深其居，简其出，过于周密。未期而行立兮，喜其长成；无事而喜笑兮，谓之聪明。一旦病生，而人心戚，不信医而信巫，不求药而求鬼，此人事之不修，谓天命之如此。(《幼科发挥·小儿正诀指南赋》)

【注释】

①歠(chuò)：吸，喝。

【按语】

本条文阐明小儿疾病的发生原因除了众所周知的饮食所伤和外邪侵袭外，重点强调了调护失宜、暴受惊恐、愚昧迷信等致病因素。

【原文】

夫男女之生，受气于父，成形于母。故父母强者，生子亦强；父母弱者，生子亦弱。所以肥瘦、长短、大小、妍媸①，皆肖②父母也。(《幼科发挥·胎疾》)

【注释】

①妍媸(yán chī)：妍，貌美。媸，貌丑。

②肖（xiào）：像，相似。

【按语】

本段强调了遗传因素对孩子的影响，指出小儿的身体强弱与其父母的身体强弱直接相关，小儿的胖瘦、高矮、体形、外貌皆与父母相像。

【原文】

盖人生而静，天之性也；感物而动，胎之欲也，欲者火也。故思虑之妄，火生于心；恚①怒之发，火生于肝；悲哀之过，火起于肺；酒肉之餍②，火起于脾；淫佚之纵，火起于肾。五欲之火，隐于母血之中，即是毒也。男女交媾，精气凝结，毒亦附焉，此胎毒之原也。（《幼科发挥·胎疾》）

【注释】

①恚（huì）：怨恨，愤怒。

②餍（yàn）：吃饱，满足。

【按语】

胎毒，指小儿胎中所禀受的邪毒，成为后天患病的重要病因。万氏论胎毒，系指广义胎毒。对胎毒成因，认为系孕妇情志失摄五志过极化火，饮食不节恣食肥甘辛热，以及房事不节相火热毒凝附等因素形成。

【原文】

有三因所生之者：衣太厚则热，太薄则冷，冷热之伤，此外因也；乳多则饱，乳少则饥，饥饱之伤，此内因也；客忤中恶，坠仆折伤，此不内不外因也。（《幼科发挥·胎疾》）

【按语】

万全概括小儿患病的病因为"三因"：外因，冷热之伤；内因，饥饱之伤；不内不外因，客忤中恶、坠仆折伤。

【原文】

其有以一人之禀而先后之不同者，如以素禀阳刚而恃强无畏，纵嗜寒凉，及其久也，而阳气受伤，则阳变为阴矣；或以阴柔而素耽①辛热，久之则阴日以涸，而阴变为阳矣。不惟饮食，情欲皆然。（《景岳全书·传忠

录·脏象别论》)

【注释】

①耽：沉溺，喜好过度。

【按语】

本条文指出，先天禀赋是小儿体质的基础，但在后天因素的影响下也会发生变化。例如，禀赋阳刚之体，如果后天过贪寒凉饮食，损伤阳气，体质会由阳转阴；禀赋阴柔之体，如果后天过贪辛热饮食，耗伤阴液，体质会由阴转阳。不仅仅是饮食，情欲也会对体质造成改变。

【原文】

虫之为病，人多有之，由于化生，诚为莫测。在古方书虽曰由湿、由热、由口腹不节、由食饮停积而生，是固皆有之矣。然以常见验之，则凡脏强气盛者，未闻其有虫。正以随食随化，虫自难存；而虫能为患者，终是脏气之弱，行化之迟，所以停聚而渐致生虫耳。然则或由湿热，或由生冷，或由肥甘，或由滞腻，皆可生虫，非独湿热已也。然以上数者之中，又惟生冷生虫为最。(《景岳全书·杂证谟·诸虫·论证》)

【按语】

张介宾论肠道虫病，认为除脏气强弱之外，饮食生冷生虫是最重要的发病原因。

【原文】

盖小儿之病，非外感风寒，则内伤饮食，以至惊风吐泻，及寒热疳痫之类，不过数种。(《景岳全书·小儿则·总论》)

【按语】

张介宾认为小儿患病的病因较为单纯，不过外感风寒、内伤饮食之类；患病的种类较少，无非惊风、吐泻及寒、热、疳、痫等。

【原文】

凡小儿之病，本不易察，但其为病之源，多有所因。故凡临证者，必须察父母先天之气，而母气为尤切。如母多火者，子必有火病；母多寒者，子必有寒病；母之脾肾不足者，子亦如之……至若稍长而纵口纵欲，或调摄失宜而自为病者，此又当察其所由，辨而治之。如果先天不足而培以后天，亦可致寿。虽曰先天俱盛，而或父母多欲，或抚养失宜，则病变百端，虽强亦夭。此中几圆理微①，贵在知常知变也。（《景岳全书·小儿则·小儿诊治大法》）

【注释】

①几圆理微：几，同"机"，即机理、机制；圆，即婉转、滑利；理，即道理、理由；微，即幽深。机圆理微，意指道理深奥，值得多加思考。

【按语】

胎儿受父母精血而生，得母亲气血滋养而成。小儿出生后体格强壮与否、患病种类，与父母亲尤其是母亲的身体素质密切相关。待小儿稍长后，饮食调护的因素则很重要。若先天不足，而注意培以后天，亦可获得如同常人的寿命；若先天强盛，而后天抚养失宜，则病变百端，甚至可以危及生命。

【原文】

盖小儿肝气未充，胆气最怯，凡耳闻骤声，目视骤色，虽非大惊卒恐，亦能怖其神魂。（《景岳全书·小儿则·惊啼》）

【按语】

张介宾认为小儿易受惊恐致病的内因为其肝胆气怯。

【原文】

初生七日之内，天地八风之邪，岂能速害？良由在胎之时，母失爱护，或劳动气血，饥饱失时，冷热相制，忧愁惊怖，以致损伤胎气。故降生之后，便有胎热、胎寒、胎黄、胎惊诸病生焉。外因浴洗、拭口、断脐、灸囟之不得法，或抱持惊恐，乳哺寒温之乖其宜，致令噤口、脐风、锁肚、不乳等症。（《幼科折衷·小儿初生诸疾》）

【按语】

秦景明在《幼科折衷》中提出，初生一周之内发生的疾病主要有三类病因：一由生前其母养护失宜损伤胎气；二由出生时处置不当；三由生后护养失宜。

【原文】

外因者，六淫之邪也；内因者，七情之气也；不内外因者，饮食、劳倦、跌仆也。（《幼科折衷·脉要论》）

【按语】

小儿患病病因大致可归为三类：以六淫邪气侵袭为代表的外因；以七情失调为代表的内因；以饮食不节、劳逸失调、跌扑损伤为代表的不内外因。

【原文】

夫初生小儿藉乳为命，其哺乳之法，不可不慎。盖乳者，荣血之所化也，故乳母尤宜谨节，饮食下咽，乳汁便通，情欲动中，乳汁便应，病气到乳汁必凝滞，儿得此乳，疾病立至。(《幼科折衷·小儿哺乳宜慎择论》)

【按语】

初生儿以乳汁为唯一营养来源，乳汁为荣血所化，故乳母尤其要谨慎饮食、调畅情志，避免疾病因素通过母乳影响小儿。此为"病由乳传"的重要论述。

【原文】

夫温疫之为病，非风、非寒、非暑、非湿，乃天地间别有一种异气所感。(《温疫论·自叙》)

【按语】

吴有性明确提出温疫病的病因是天地间别有一种异气（疫疠之气）感染，与外感六淫有明显区别。

【原文】

人感受邪气虽一，因其形藏不同，或从寒化，或从热化，或从虚化，或从实化，故多端不齐也。(《医宗金鉴·伤寒心法要诀·伤寒传经从阳化热从阴化寒原委》)

【按语】

病情随从体质而变化，称为从化。感受同样的外邪，由于人体脏腑、气血阴阳偏颇盛衰的差异，往往会发生不同证候的变化。

【原文】

盖六气之中，惟风能全兼五气，如兼寒则风寒，兼暑则曰暑风，兼湿曰风湿，兼燥曰风燥，兼火曰风火。盖因风能鼓荡此五气而伤人，故曰百病之长也。(《临证指南医案·风》)

【按语】

风为百病之长，其他寒、暑、湿、燥、火五淫皆常常随风气伤人而为病。

【原文】

按襁褓小儿，体属纯阳，所患热病最多……小儿热病最多者，以体属纯阳，六气著人，气血皆化为热也。饮食不化，蕴蒸于里，亦从热化矣。（《临证指南医案·幼科要略》）

【按语】

叶桂认为小儿易患热性病证，这种发病和病机传变上的特点，皆因于小儿"体属纯阳"，所以患病后易于从阳化热而病。外感六淫，皆易于发生或转化为热证；饮食积滞，也容易蕴积而生热形成热证。

【原文】

胎毒者，即父母命门相火之毒也。（《幼幼集成·胎病论》）

【按语】

陈飞霞诠释胎毒的来源，是父精母血中的命门相火之毒。

【原文】

非小儿无伤寒，因其荣血未充，易于生热，治之不当，即变而为痉。（《幼幼集成·乳子伤寒证治》）

【按语】

"伤寒"的概念有广义和狭义之分，广义是一切外感病的总称，狭义指风寒疾病。此处当指狭义之伤寒。由于小儿为纯阳之体，感邪后易从阳化热，寒证也常常会转化为热证，而且若是治疗不当，热盛则可能发生抽搐病证。

【原文】

《经》曰：诸湿肿满，皆属于脾。又曰：风雨则伤上，清湿则伤下。是湿之为病，有出于天气者，雨露是也；有出地气者，泥水是也；有出饮食者，酒浆生冷是也；有出人事者，汗衣卧湿，如小儿澡浴、粪秽、衣褓不干，皆是也。然所因虽异，悉由乎脾气之虚。（《幼幼集成·伤湿证治》）

【按语】

脾主运化水湿，小儿"脾常不足"，最易为湿邪所伤，是为产生湿病内因。冒雨露、蹚泥水、汗衣卧湿为外感之湿，酒浆生冷为饮食之湿，是为产生湿病的外因和内因。但是诸种湿病的发生，都与小儿脾虚有关。

【原文】

按小儿易痉之故，一由于肌肤薄弱，脏腑嫩小，传变最速；一由近世不明六气感人之理，一见外感无论何邪即与发表。既痉之后，重用苦寒，虽在壮男壮女，二、三十岁，误汗致痉而死者，何可胜数！小儿薄弱，则更多矣。(《温病条辨·解儿难·小儿易痉总论》)

【按语】

吴瑭指出"小儿易痉"即易于发生惊厥抽搐病变的原因，首先与小儿肌肤薄弱、神气怯弱、易于感触和传变迅速的生理病理特点相关；其次也与医家治疗失误有密切关系，小儿正气不足，若误用方药再伤正气，则比成人更容易造成惊厥抽搐之变。

【原文】

五味饥饱，勿令太过，过甜成疳，过饱伤气，过酸伤志，过冷成积，过苦耗神，过咸闭气，过辛伤肺，过肥益痰。(《小儿病·哺乳通论》)

【按语】

《小儿病》一书承前人所论，较为全面地叙述了小儿饮食不节致病的各种类型。

第七章 辨证精要

【原文】

阳胜则热，阴胜则寒。(《素问·阴阳应象大论》)

【按语】

寒热是辨别疾病性质的纲领，与体质相关。阳气偏盛体质者易于产生热证，阴气偏盛体质者易于产生寒证。

【原文】

邪气盛则实，精气夺则虚。(《素问·通评虚实论》)

【按语】

虚实是辨别人体正气强弱和病邪盛衰的纲领。邪气亢盛有余产生的证候为实证，正气虚弱不足产生的证候为虚证，邪盛正虚兼有的证候则为虚实夹杂证。

【原文】

阳虚则外寒，阴虚则内热；阳盛则外热，阴盛则内寒。(《素问·调经论》)

【按语】

阳虚体质者易患外寒证，阴虚体质者易患内热证；阳盛体质者易患外热证，阴盛体质者易患内寒证。

【原文】

诸风掉眩，皆属于肝。诸寒收引，皆属于肾。诸气膹郁①，皆属于肺。诸湿肿满，皆属于脾。诸热瞀②瘛，皆属于火。诸痛痒疮，皆属于心。诸厥固③泄，皆属于下。诸痿喘呕，皆属于上。诸禁鼓栗，如丧神守，皆属于火。诸痉项强，皆属于湿。诸逆冲上，皆属于火。诸胀腹大，皆属于热。诸躁狂越，皆属于火。诸暴强直，皆属于风。诸病有声，鼓之如鼓，皆属于热。诸病胕肿，疼酸惊骇，皆属于火。诸转反戾，水液浑浊，皆属于热。诸病水液，澄彻清冷，皆属于寒。诸呕吐酸，暴注下迫，皆属于

热。(《素问·至真要大论》)

【注释】

①膹（fèn）郁：病症名，又称膹菀，指胸部闷塞，呼吸促迫。

②瞀（mào）：指目眩、眼花或心烦闷乱、神识昏糊。

③固：指大小便不通的症状。

【按语】

《素问·至真要大论》病机19条是临床辨证的纲领，同样适用于儿科。前人通过长期实践，把某些类同的证候，以五脏、六气归类，作为辨证求因的指引，对一些复杂棘手的病症起到了执简驭繁的作用。

【原文】

精脱者，耳聋；气脱者，目不明；津脱者，腠理开，汗大泄；液脱者，骨属屈伸不利，色夭，脑髓消，胫痠①，耳数鸣；血脱者，色白，夭然不泽，其脉空虚。(《灵枢·决气》)

【注释】

①痠（suān）：同"酸"，因疲劳或疾病引起的微痛而无力的感觉。

【按语】

本条详细阐明精脱、气脱、津脱、液脱、血脱临证表现的区别，对于精、气、血、津、液病的辨证起到指导作用。

【原文】

鼻者，肺之官也；目者，肝之官也；口唇者，脾之官也；舌者，心之官也；耳者，肾之官也。(《灵枢·五阅五使》)

【按语】

五脏肺、肝、脾、心、肾，分别对应于五窍鼻、目、口、舌、耳。五脏外应于五窍各有其相应的功能，产生的病变则可归咎于相应的窍、脏。

【原文】

能别阴阳十二经者，知病之所生；候虚实之所在者，能得病之高下；知六腑之气街者，能知解结契绍①于门户；能知虚实之坚软者，知补泻之所在；能知六经标本者，可以无惑于天下。(《灵枢·卫气》)

【注释】

①契绍：契，即相合；绍，即继承。契绍，即相合相承之意。

【按语】

本段强调了六经辨证对于疾病诊治的重要性。若能辨别属阴属阳的十二经脉并诊察经脉的气血虚实，便能了解患病的部位和性质；若能了解疾病虚实的程度和对治疗的反应，便能掌握补泻方法的具体运用。

【原文】

心主惊。实则叫哭发热，饮水而摇；虚则卧而悸动不安。

肝主风。实则目直，大叫，呵欠项急，顿闷；虚则咬牙多欠气；热则外生气①；湿则内生气①。

脾主困②。实则困③睡，身热饮水；虚则吐泻生风。

肺主喘。实则闷乱喘促，有饮水者，有不饮水者；虚则哽气，长出气。

肾主虚。无实也，惟疮疹肾实则变黑陷④。

更当别虚实证。假如肺病又见肝证，咬牙多呵欠者，易治，肝虚不能胜肺故也。若目直、大叫哭、项急、顿闷者，难治。盖肺久病则虚冷，肝强实而反胜肺也。(《小儿药证直诀·脉证治法·五脏所主》)

【注释】

①气：一说指某些病象，一说疑是"风"字之误。

②困：困遏。此处指中焦气机不利，升降失司的病证。

③困：瞌睡倦怠。

④肾主虚。无实也，唯疮疹肾实则变黑陷：肾脏病多为虚证，只有疮疹病症皮疹色黑下陷者才是肾实证。疮疹，指天花。天花疱疹之浆液为血所化，疮疹之毒内发于骨髓。疮疹之所以变黑陷，实因肾阴枯涸，而肾阴之所以枯涸，实由于火热亢盛，煎熬阴精所致。

【按语】

钱乙在藏象学说的基础上，结合自己对小儿生理病理的认识，以五脏辨证作为第一层次辨证，提出了"心主惊""肝主风""脾主困""肺主喘""肾主虚"的五脏辨证纲领，以虚实寒热辨证作为第二层次辨证，建立了儿科五脏辨证体系，成为中医儿科学辨证学中最为重要的内容。

【原文】

夫嗽者,肺感微寒……有嗽而咯脓血者,乃肺热……有肺盛者,咳而后喘,面肿,欲饮水,有不饮水者,其身即热……久嗽者,肺亡津液……(《小儿药证直诀·脉证治法·咳嗽》)

【按语】

本段条文钱乙论述了肺经寒、热、虚、实证候的辨证。

【原文】

其候面青而光,嗽而喘促哽气,又时长出气。钱曰:痰困十已八九。(《小儿药证直诀·记尝所治病二十三证》)

【按语】

钱乙以东都药铺杜氏子案为例,论述了久嗽为痰所困的证候。

【原文】

审者,审契①表里;察者,察定阴阳;究者,究竟脏腑;详者,详悉标本;按者,按明虚实;考者,考较轻重;推者,推评前后;备者,备准端的。(《活幼口议·议明至理二十五篇·议参详》)

【注释】

①契(qì):符合,切合。

【按语】

《活幼口议》提出"审、察、究、详、按、考、推、备",参详八纲辨证、脏腑辨证、标本辨证、病情辨证等方法综合幼科辨证。

【原文】

热之为病,有实有虚。实者两脸深红,唇口红紫,燥渴焦烦,大小便难,啼叫无时,时发极热;虚者面色青白恍惚,微潮,口中清冷,泄泻,虚汗,或乍冷乍温,上壅下利,水谷不分,乃冷热不调。(《世医得效方·小方科·活幼论》)

【按语】

小儿热病有虚实,此文专论其虚实辨证方法。

【原文】

大抵伤寒先须识证，察得阴阳、表里、虚实、寒热亲切，复审汗、吐、下、温、和解之法治之，庶无差误。(《伤寒六书·伤寒家秘的本·看伤寒识证内外须知》)

【按语】

八纲辨证的内容及其重要性，在明代已明确提出，为许多医家所重视。

【原文】

小儿病，大率属脾土、肝木二经。肝只有余，有余之病似重急，而为治却易，见效亦速；脾只是不足，不足之病似轻缓，而为治却难，见效亦迟。二经为病，惟脾居多，用药最要分别。若肝木自旺，则为急惊，目直视或动摇，手足搐搦，风痰上壅等症，此为有余，宜伐木泻肝、降火清心。若脾胃虚而肝来侮，亦见惊搐动摇诸症，但其势微缓，名曰慢惊，宜补养脾胃，不可错认，将脾经误作肝经治也。(《明医杂著·小儿病多属肝脾二经》)

【按语】

王纶认为小儿病以肝脾二经病居多，其证候特点"肝只有余""脾只不足"，并以惊风为例，说明肝旺致急惊风、脾虚致慢惊风的鉴别诊断及治疗方法。

【原文】

上医色脉尽须明，虚实证治如法行。有一乖违即不中，为儿作祸犯天刑……盖上医之治小儿也，以色合脉，以脉合色。实则泻之，虚则补之，不违则制，万全之道也。且如两腮红者，色实也；脉急数者，脉实也；大便秘，小便赤，渴不止，上气急，足胫热者，实证也。有此三实者，宜以寒凉之药泻之，所谓不可服热药者有七也。如面㿠白者，色虚也；脉微沉者，脉虚也；粪色青，腹虚胀，呕乳，见眼珠青，足胫冷，虚证也。有此三虚者，宜以温热之药补之，所谓不可服寒药者有七也。(《万氏家藏育婴秘诀·辨小儿脉证治》)

【按语】

本段根据面色、脉象、症状三项辨实热与虚寒，可供借鉴。

【原文】

是病皆从五脏生，不知脏腑亦徒然。细将色脉相参合，对证裁方治不难。五脏平和，则病不生。或寒暑之违和，或饮食之失节，则风伤肝、暑伤心、寒伤肺、湿伤肾、饮食伤脾，而病生矣。语其色，则肝青、心赤、脾黄、肺白、肾黑也。语其脉，则肝弦、心洪、脾缓、肺毛、肾沉也。语其证，则肝主风、心主惊、脾主困、肺主喘、肾主虚也。语其治，则心肺脾三脏有补有泻，肝则有泻无补，肾则有补无泻也。色脉证治，本诸五脏。心中了了，谓之上工。(《万氏家藏育婴秘诀·五脏证治总论》)

【按语】

本节指出，五脏平和，则病不生。诊病之要，当抓住病因（风伤肝、暑伤心、寒伤肺、湿伤肾、饮食伤脾）、病色（肝青、心赤、脾黄、肺白、肾黑）、病脉（肝弦、心洪、脾缓、肺毛、肾沉）参合，立足五脏（肝主风、心主惊、脾主困、肺主喘、肾主虚）辨证，对证选方，治之有道，才是好医生。

【原文】

胎弱者，禀受于气之不足也。子于父母，一体而分。如受肺之气为皮毛，肺气不足，则皮脆薄怯寒，毛发不生；受心之气为血脉，心气不足，则血不华色，面无光彩；受脾之气为肉，脾气不足，则肌肉不生，手足如削；受肝之气为筋，肝气不足，则筋不束骨，机关不利；受肾之气为骨，肾气不足，则骨软。此胎禀之病，当随其脏气求之。(《幼科发挥·胎疾》)

【按语】

本段详细说明了胎怯患儿的五脏辨证方法，有重要的临床指导价值。

【原文】

阴阳既明，则表与里对、虚与实对、寒与热对。明此六变，明此阴阳，则天下之病固不能出此八者。(《景岳全书·传忠录·明理》)

【按语】

张介宾以阴阳二纲统表里、虚实、寒热六变，阐述了八纲辨证的要领，如此可执简驭繁，以应无穷之变。

【原文】

表证者，邪气之自外而入者也。凡风、寒、暑、湿、火、燥，气有不正，皆是也。(《景岳全书·传忠录·表证篇》)

【按语】

本段论述了张介宾对于表证的理解，即风、寒、暑、湿、火、燥六淫邪气自外犯入产生病位在表的证候。

【原文】

里证者，病之在内、在脏也。凡病自内生，则或因七情，或因劳倦，或因饮食所伤，或为酒色所困，皆为里证。以此言之，实属易见。第于内伤外感之间，疑似之际，若有不明，未免以表作里，以里作表，乃致大害，故当详辨也。(《景岳全书·传忠录·里证篇》)

【按语】

本段论述了里证的特点和常见病因，即里证是由七情，或劳倦，或饮食所伤，或酒色所困而致，病变在内在脏的证候。

【原文】

虚实者，有余不足也。有表里之虚实，有脏腑之虚实，有阴阳之虚实。凡外入之病多有余，内出之病多不足。实言邪气实则当泻，虚言正气虚则当补。凡欲察虚实者，为欲知根本之何如，攻补之宜否耳。夫疾病之实，固为可虑，而元气之虚，虑尤甚焉。故凡诊病者，必当先察元气为主，而后求疾病。若实而误补，随可解救，虚而误攻，不可生矣。(《景岳全书·传忠录·虚实篇》)

【按语】

本段论述了虚实辨证，具体包括表里之虚实、脏腑之虚实、阴阳之虚实。实言邪气有余，虚言正气不足，辨证的确，方可攻补。

【原文】

寒热者，阴阳之化也。阴不足则阳乘之，其变为热；阳不足则阴乘之，其变为寒。故阴胜则阳病，阴胜为寒也；阳胜则阴病，阳胜为热也。热极则生寒，因热之甚也；寒极则生热，因寒之甚也。阳虚则外寒，寒必伤阳也；阴虚则内热，热必伤阴也。阳盛则外热，阳归阳分也；阴盛则内寒，阴归阴分也。寒则伤形，形言表也；热则伤气，气言里也。故火王之时，阳有余而热病生；水王之令，阳不足而寒病起。人事之病由于内；气交之病由于外。寒热之表里当知，寒热之虚实亦不可不辨。(《景岳全书·传忠录·寒热篇》)

【按语】

阴盛或阳虚表现为寒证，阳盛或阴虚表现为热证。寒热的表里、虚实之辨直接涉及疾病的根本性质和处理的基本原则，故张介宾专设一篇详加论述。

【原文】

盖小儿之病……第人谓其难，谓其难辨也；余谓其易，谓其易治也。设或辨之不真，则诚然难矣。然辨之之法，亦不过辨其表里、寒热、虚实，六者洞然①，又何难治之有……尤惟虚实二字最为紧要。盖有形色之虚实，有声音之虚实，有脉息之虚实。如体质强盛与柔弱者有异也，形色红赤与青白者有异也，声音雄壮与短怯者有异也，脉息滑实与虚细者有异也。故必内察其脉候，外观其形气，中审其病情，参此数者而精察之，又何虚实之难辨哉？(《景岳全书·小儿则·总论》)

【注释】

①洞然：透彻，明白。

【按语】

本段明确提出小儿表里、寒热、虚实证的辨证方法。其中虚实辨证最为重要，可以从形色、声音、脉息等方面辨别。

【原文】

至如至实有羸①状，误补益疾；至虚有盛候，反泻含冤……盖积聚在中，实也，甚则嘿嘿不欲语，肢体不欲动，或眩运②昏花，或泄泻不实，皆大实有羸状也。正如食而过饱，反倦怠嗜卧也。脾胃损伤，虚也，甚则胀满而食不得入，气不得舒，便不得利，皆至虚者有盛候也。(《医宗必读·医论图说·疑似之症须辨论》)

【注释】

①羸（léi）：瘦弱。

②运：同"晕"。

【按语】

本段指出虚实夹杂的证候较单纯的实证或虚证更为常见，甚至有"大实有羸状"的真实假虚证和"至虚有盛候"的真虚假实证，更当详细辨之，谨慎治之。

【原文】

胎热者，通面大红……如满口热气莽莽，或舌肿而红紫，口气蒸手，或大便闭结，小便短赤，目内红赤，此皆胎热也。（《幼科铁镜·辨胎热》）

【按语】

小儿在胎蕴热，生后出现一系列热象的胎热证候。

【原文】

欲治病者，必先识病之名。能识病名，而后求其病之所由生。知其所由生，又当辨其生之因各不同，而病状所由异。然后考其治之之法，一病必有主方，一方必有主药。或病名同而病因异，或病因同而病症异，则又各有主方，各有主药。千变万化之中，实有一定不移之法，即或有加减出入，而纪律井然。（《兰台轨范·自序》）

【按语】

徐大椿提出了辨病辨证而后确定治法方药的思想，认为首先要识别病名，然后追寻疾病的病因、临床表现，明确证候，才能确定其治法、方药。

【原文】

《伤寒论》六经由表入里、由浅及深，须横看；本论论三焦由上及下，亦由浅入深，须竖看。与《伤寒论》为对待文字，有一纵一横之妙。（《温病条辨·凡例》）

【按语】

《温病条辨》以三焦辨证为经，《伤寒论》以六经辨证为纬，从而构建了一个纵横交错的外感病立体辨证模型。

【原文】

温病由口鼻而入，鼻气通于肺，口气通于胃。肺病逆传则为心包，上焦病不治，则传中焦，胃与脾也；中焦病不治，即传下焦，肝与肾也。始上焦，终下焦。（《温病条辨·中焦》）

【按语】

《温病条辨》确立了三焦的正常传变方式是由上焦而中焦再下焦的"顺传"途径。若肺病失治，逆传心包，则病情重笃。

【原文】

小儿属寒之症，有外感，有内伤，有症变虚寒，三者不同，治法各异……大都小儿病症，虚寒者多。凡一见面色青白，肢冷神疲，脉沉无力，蜷曲而卧，食少不渴，声音迟缓者，皆是虚寒之候，急宜温补。（《儿科醒·寒论》）

【按语】

小儿寒证包括外感寒证，或内伤寒证，或他证转化而成的虚寒证。特别是出现虚寒证候者，必须急施温补治法。

【原文】

小儿属实之症，惟表、里、食积，三者而已……大抵小儿，实症无多。若禀赋素虚，或病患已久，或过服克伐之剂，皆当作虚症施治，不得概以为实也。慎之慎之。（《儿科醒·实论》）

【按语】

本条文指出小儿虚证多于实证。实证可为外因所致之表实证，或内因所致之里实证，或不内外因之食积所致。虚证可因禀赋素虚，或病患已久，或过服克伐之剂形成，切忌将虚证当作实证施治。

第八章

诊法切要

【原文】

善诊者，察色按脉，先别阴阳；审清浊，而知部分；视喘息，听音声，而知所苦；观权衡规矩，而知病所主；按尺寸，观浮沉滑涩，而知病所生以治。无过以诊，则不失矣。(《素问·阴阳应象大论》)

【按语】

在诊察疾病的过程中，医生采用各种诊查方法，主要包括望诊、闻诊、问诊、切诊四诊，收集与疾病相关的信息，以此作为辨病辨证的依据，就不会发生差错。

【原文】

五气入鼻，藏于心肺，上使五色修明，音声能彰。(《素问·六节藏象论》)

【按语】

五色和音声是心肺精气的外在表现，需注意诊察。

【原文】

五脏之象①，可以类推；五脏相音②，可以意识；五色③微诊，可以目察。能合脉色，可以万全。(《素问·五脏生成》)

【注释】

①象：气象。五脏之象为肝象木之曲直，心象火之炎上，脾象土之安静，肺象金之坚敛，肾象水之润下。

②音：五音：角（jué）、徵（zhǐ）、宫、商、羽。

③五色：青、赤、黄、白、黑。

【按语】

五脏的功能表现于外，可以通过相类事物的比象加以推测；五脏各自的音声，可以凭借意会而识别；五色的微小变化，可以用眼睛来观察。脉以知其内，色以察于外，诊病之时，若能色脉合参，方可万全无失。

【原文】

五色脉变，揆度奇恒①，道在于一。(《素问·玉版论要》)

【注释】

①揆度奇恒：揆度：度量。奇恒：《素问·玉版论要》："奇恒者，言奇病也。"

【按语】

诊察神色与脉象，估量疾病的深浅与辨别可能的奇病，这是诊病的重要原则。

【原文】

诊法常以平旦，阴气未动，阳气未散，饮食未进，经脉未盛，络脉调匀，气血未乱，故乃可诊有过之脉。切脉动静而视精明，察五色，观五脏有余不足，六腑强弱，形之盛衰，以此参伍，决死生之分。(《素问·脉要精微论》)

【按语】

本节指出，凡人身营卫之气，昼则行于阳分，夜则行于阴分，迨至平旦，复皆会于寸口，故诊法当于平旦初寤之时。此时阴气正平而未动，阳气将盛而未散，饮食未进而谷气未行，所以经脉调匀，有利于诊查出病脉。切脉之动静，视目之精明，察色之变见，可以辨别脏腑虚实与形气盛衰，判断预后。

【原文】

夫精明五色者，气之华也……夫精明者，所以视万物、别白黑、审短长。以长为短、以白为黑，如是则精衰矣。(《素问·脉要精微论》)

【按语】

精明见于目，五色显于面，皆为五气之精华。五脏六腑之精气，皆上注于目而为精，精聚则神全，可以视万物、别白黑、审短长；若其颠倒错乱，则表示精衰而神散矣。

【原文】

五脏者，中之守也，中盛脏满，气胜伤恐者，声如从室中言，是中气之湿也。言而微，终日乃复言者，是夺气也。衣被不敛，言语善恶，不避亲疏者，此神明之乱也……夫五脏者，身之强也，头者精明之府，头倾视深，精神将夺矣。背者胸中之府，背曲肩随，府将坏矣。腰者肾之府，转摇不能，肾将惫矣。膝者筋之府，屈伸不能，行则偻附，筋将惫矣。骨者髓之府，不能久立，行则振掉，骨将惫矣。得强则生，失强则死。(《素问·脉要精微论》)

【按语】

五脏功能是否衰败，精气神能否内守，一方面可从声音上反映出来，另一方面动静姿态的改变亦可反映人体脏腑阴阳的平衡协调状态，并由此了解精神的盛衰，反映疾病的预后。

【原文】

凡治病，察其形气色泽，脉之盛衰，病之新故，乃治之无后①其时。形气相得，谓之可治；色泽以浮，谓之易已；脉从四时，谓之可治；脉弱以滑，是有胃气，命曰易治，取之以时。(《素问·玉机真脏论》)

【注释】

①后：落后，延误。

【按语】

大凡治病，必先诊察形体盛衰，气之强弱，色之润枯，脉之虚实，病之新久，然后及时治疗，不致延误时机。同时，望形气、面色、切脉可助判断疾病轻重与疗效。譬如形气相称，为可治之症；面色光润鲜明，病亦易愈；脉搏与四时相应，病为可治；脉来弱而流利，为有胃气，病亦易治。

【原文】

必先度其形之肥瘦，以调其气之虚实。(《素问·三部九候论》)

【按语】

形态的强弱与内脏功能的盛衰是一致的，一般内盛则外强，内衰则外弱。故观察患者形体强弱胖瘦的不同表现，可以了解其脏腑虚实、气血盛衰等情况。

【原文】

必审问其所始病，与今之所方病，而后各切循其脉，视其经络浮沉，以上下逆从循之。(《素问·三部九候论》)

【按语】

诊治疾病之时，医者必须详细询问患者的起病情形和当前症状，然后切其三部九候脉象，观察经络的浮沉及上下逆从情况，诊查疾病。

【原文】

诊病之道，观人勇怯、骨肉、皮肤，能知其情，以为诊法也。(《素问·经脉别论》)

【按语】

体质差异的存在，表现为对某种致病因素的易感性和疾病发生过程中的倾向性。通过观察患者的性情勇怯、胖瘦强弱、体质形态等，从而了解病情，这是诊病的正确方法。

【原文】

凡欲诊病者，必问饮食居处。(《素问·疏五过论》)

【按语】

凡欲诊治疾病，一定要问清病人的饮食和居住环境，如有疏忽，难免滋生错误。

【原文】

诊病不问其始，忧患饮食之失节，起居之过度，或伤于毒，不先言此，卒持寸口，何病能中。(《素问·征四失论》)

【按语】

本段论述了问诊的重要意义。诊病必须先问现病史，情志、饮食、起居是否有违常，以及是否有中毒等情况，如果不首先了解这些情况，只是靠切脉，就不能正确地诊断、辨证。

【原文】

十二经脉，三百六十五络，其血气皆上于面而走空窍。其精阳气上走于目而为精，其别气走于耳而为听，其宗气上出于鼻而为臭。其浊气出于胃，走唇舌而为味。其气之津液皆上熏于面，而皮又厚，其肉坚，故天气甚寒，不能胜之也。(《灵枢·邪气脏腑病形》)

【按语】

面部望诊是望诊尤其是小儿望诊中的重要组成部分，其原理是人体气血都通过经络而上行于面部和五官。

【原文】

按其脉，知其病，命曰神。(《灵枢·邪气脏腑病形》)

【按语】

脉诊是诊病的重要方法，从切脉可以掌握病情者，是高明的医生。

【原文】

诸络脉皆不能经大节之间，必行绝道而出入，复合于皮中，其会皆见于外……凡诊络脉，脉色青则寒且痛，赤则有热。胃中寒，手鱼之络多青矣；胃中有热，鱼际络赤；其暴黑者，留久痹也；其有赤、有黑、有青者，寒热气也；其青短者，少气也。(《灵枢·经脉》)

【按语】

观察鱼际部位络脉的变化，青色主胃寒，赤色主胃热，深黑色是痹证日久，赤、黑、青色不一者，是寒热夹杂；青色络脉短者，是少气的表现。

【原文】

五脏常内阅于上七窍也。故肺气通于鼻，肺和则鼻能知臭香矣；心气通于舌，心和则舌能知五味矣；肝气通于目，肝和则目能辨五色矣；脾气通于口，脾和则口能知五谷矣；肾气通于耳，肾和则耳能闻五音矣。五脏不和，则七窍不通；六腑不合，则留为痈①。(《灵枢·脉度》)

【注释】

①痈：恶性脓疮；东汉末年刘熙《释名》："痈，壅也"。此处当从此解，即六腑以通为顺。

【按语】

五脏之气通于五官，维持五脏的生理功能。如果相关的生理功能失常，便可以从其所主之脏病变来辨证。

【原文】

视其外应，以知其内脏，则知所病矣。(《灵枢·本脏》)

【按语】

人体的外部表现和五脏六腑有着密切关联，故我们可以通过对人体外部的观察，了解体内脏腑的病变。

【原文】

审察泽夭，谓之良工……五色各见其部，察其浮沉，以知浅深；察其泽夭，以观成败；察其散抟①，以知远近；视色上下，以知病处；积神于心，以知往今。(《灵枢·五色》)

【注释】

①抟（tuán）：聚集。

【按语】

本条文为关于五色主病的论述，主要内容包括五色配五脏和以五色辨疾病性质等内容。后世医家在临床实践中不断发展，逐渐形成五色主病的系统理论。小儿患病之后，面部色泽变化较成人更为敏感，临床应用价值更大。

【原文】

咽喉者，水谷之道也；喉咙者，气之所以上下者也；会厌者，音声之户也；口唇者，音声之扇也；舌者，音声之机也；悬雍垂者，音声之关也；颃颡①者，分气之所泄也；横骨者，神气所使，主发舌者也。(《灵枢·忧恚无言》)

【注释】

①颃颡（háng sǎng）：咽喉。

【按语】

本条文指出了咽喉唇舌各部位通水谷、通气、发声的生理功能。口咽喉的望诊、闻诊，对儿科多种外感、内伤病的诊断、辨证均有重要价值。

【原文】

审其尺之缓急、小大、滑涩，肉之坚脆，而病形定矣。(《灵枢·论疾诊尺》)

【按语】

尺肤诊法可以诊察尺肤部形肉之大小、缓急、滑涩，以及肌肉之坚软，帮助确定疾病的形态。

【原文】

婴儿病，其头毛皆逆上者，必死。耳间青脉起者，掣痛。大便赤瓣，

飧泄，脉小者，手足寒，难已；飧泄，脉小，手足温，泄易已。(《灵枢·论疾诊尺》)

【按语】

通过观察小儿的毛发竖立情况、耳背静脉的充盈瘀滞状态，大便性状、脉象大小及肌肤寒温等现象，可作为临床诊病、辨证及判断预后的重要依据。

【原文】

五脏六腑之精气，皆上注于目而为之精。精之窠为眼，骨之精为瞳子，筋之精为黑眼，血之精为络，其窠气之精为白眼，肌肉之精为约束，裹撷筋骨血气之精，而与脉并为系……目者，五脏六腑之精也，营卫魂魄之所常营也，神气之所生也。(《灵枢·大惑论》)

【按语】

本条文说明了五脏六腑、营卫魂魄与目均有密切联系，其病变皆可以在眼部表现出来。因此，通过观察眼部不同部位的病变，可以协助判断五脏六腑的变化；察目之神气亦有助于了解内脏精气的盛衰，精气充沛则目有神、视物清晰，精气衰弱则目无神、视物不清。

【原文】

一难①曰：十二经皆有动脉，独取寸口，以决五脏六腑死生吉凶之法，何谓也？然②：寸口者，脉之大会，手太阴之动脉也……寸口者，五脏六腑之所终始，故法取于寸口也。(《难经·一难》)

【注释】

①难：义同"问"，此书初名《八十一问》。

②然：答辞。

【按语】

寸口即为气口，指两手桡骨头内侧桡动脉的诊脉部位。由于寸口为脉之大会，寸口脉可反映出人体气血、脏腑虚实的病理变化，因而诊察寸口脉的变化具有重要的诊断意义。

【原文】

若有脉候，即须于一寸取之①，不得同大人分寸。其脉候未来，呼之脉来三至，吸之脉来三至，呼吸定息一至，此为无患矣。所言定息，呼气未出，吸气未入，定息之中又至，此是平和也。若以大人脉五至取之，即差矣。如此七至以上，即为有气。(《颅囟经·脉法》)

【注释】

①一寸取之：指取小儿脉时，以一指按三关，而不分寸关尺三部。

【按语】

《颅囟经·脉法》提出了两个问题：一是三岁以下小儿脉诊的部位，只须"于一寸取之"，一指定三关，不分寸关尺三部；二是小儿脉息不同于成人，较成人为快，"若以大人脉五至取之即差矣"，其频率要快于成人。

【原文】

凡诊脉，当视其人大小、长短及性气缓急。脉之迟速、大小、长短皆如其人形性者，则吉；反之者，则为逆也。脉三部大都欲等，只如小人、细人、妇人脉小软。小儿四五岁，脉呼吸八至，细数者，吉。(《脉经·平脉视人大小长短男女逆顺法》)

【按语】

《脉经》是我国现存最早的脉学专著。该条文指出，脉象和人的年龄大小、身高长短，以及脾气缓急都有一定关系。脉当如其人的形体、情性，相合则吉，否则为逆。儿童、瘦弱者、妇女，脉象相对小软。四五岁儿童的脉象，如果每呼吸一次脉率8次、脉细而数，是正常的脉象。

【原文】

宿食不消……令人腹胀气急，噫气①醋臭。(《诸病源候论·宿食不消病诸候·宿食不消候》)

【注释】

①噫（yī）气：又名嗳气，指胃中浊气上逆，经食道由口排出之气。

【按语】

食物积滞不化者，表现为腹胀气急，噫气酸臭。

【原文】

小儿壮热者……其夹伏热者，大便黄而臭；夹宿寒者，粪白而有酸气。

（《诸病源候论·小儿杂病诸候·壮热候》）

【按语】

通过观察小儿大便的颜色和气味，可助辨别疾病的寒热虚实及原有体质。在发热同时，大便颜色黄气味臭秽者多为内有伏热，大便颜色白气味酸臭者多为原有内寒。

【原文】

儿初生，叫声连延相属者，寿。

声绝而复扬急者，不寿。

啼声散，不成人。

啼声深，不成人。

脐中无血者，好。

脐小者，不寿。

通身软弱如无骨者，不寿。

鲜白长大者，寿。

自开目者，不成人。

目视不正，数动者，大非佳。

汗血者，多厄不寿。

汗不流，不成人。

小便凝如脂膏，不成人。

头四破，不成人。

常摇手足者，不成人。

早坐、早行、早齿、早语，皆恶性，非佳人。

头毛不周匝者，不成人。

发稀少者，强不听人。

……

股间无生肉者，死。

颐下破者，死。

阴不起者，死。

阴囊下白者，死；赤者，死。

卵缝通达、黑者，寿。(《备急千金要方·少小婴孺方·初生出腹》)

【按语】

孙思邈提出的相儿寿夭法，系在当时历史条件下的临证总结。其中不乏可贵经验，如初生叫声连延相属者为肺气充，卵缝通达黑者为肾气足，均属寿象；股间无生肉者为脾气衰，通身软弱如无骨者为肾气败，均属夭象。但是，也有一些条文尚待通过大量病例验证后再确定其实用价值。

【原文】

医之为艺①诚难矣，而治小儿为尤难。自六岁以下，黄帝不载其说，始有《颅囟经》，以占②寿夭死生之候。则小儿之病，虽黄帝犹难之，其难一也。脉法虽曰八至为和平，十至为有病，然小儿脉微难见，医为持脉，又多惊啼，而不得其审，其难二也。脉既难凭，必资外证。而其骨气未成，形声未正，悲啼喜笑，变态不常，其难三也。问而知之，医之工③也，而小儿多未能言，言亦未足取信，其难四也。脏腑柔弱，易虚易实，易寒易热，又所用多犀、珠、龙、麝，医苟难辨，何以已疾？其难五也。种种隐奥，其难固多，余尝致思于此。(《小儿药证直诀·原序》)

【注释】

①艺：学问。

②占：预测。

③工：诊病的必要手段和技巧。

【按语】

小儿的脏腑气血和精神意识，都处于未臻完善的状态。本节结合小儿生理、病理特点，论述了小儿病在诊法方面的五点困难，同时提出了"必资外证"即需特别重视望诊的观点。

【原文】

脉乱不治，气不和弦急，伤食沉缓，虚惊促急，风浮，冷沉细。(《小儿药证直诀·脉证治法·小儿脉法》)

【按语】

本节从脉乱、弦急、沉缓、促急、浮、沉细六脉辨小儿的疾病证候，囊括了儿科疾病中表里寒热虚实诸证，是为小儿脉法辨证之渊薮。

【原文】

左腮为肝，右腮为肺，额上为心，鼻为脾，颏为肾。(《小儿药证直诀·脉证治法·面上证》)

【按语】

根据小儿面部不同部位出现的各种色泽变化，结合所属脏腑来推断病变的部位与性质，就是五部配五脏的望诊方法。五部指左腮、右腮、额上、鼻部、颏部。钱乙对于五部配五脏的论述，一方面出自五行理论，另一方面也是他的临床观察、经验积累总结。

【原文】

盖脉难以消息求，证不可言语取者，襁褓之婴，孩提之童，尤甚焉。(《董氏小儿斑疹备急方论·后序》)

【按语】

本段论述了小儿尤其是婴幼儿诊法上的难处。小儿脏腑娇嫩，形气未充，气血未足，经脉未盛，寸口短小，脉息未辨，加之就诊时常啼哭动扰、声色俱变，问诊难行，由此带来诊断上的困扰。

【原文】

凡婴儿未可脉辨者，俗医多看虎口中纹颜色，与四肢冷热验之，亦有可取，予亦以二歌记之。虎口色歌曰：紫风红伤寒，青惊白色疳，黑时因中恶，黄即困脾端。(《普济本事方·小儿病》)

【按语】

本段为现存较早的明确论述诊察小儿虎口部位指纹的方法，诊查虎口指纹颜色以助诊断辨证源出于此。

【原文】

其不能言者，唯一二岁儿也。故先贤言婴儿未能言者，最为幼小。有病则肌肤未全，寸关不辨，变蒸交互，气血细微。若凭诊切，实难明晓。

惟在观其形色，参其证候，乃知病之所在者矣。其观视之法，须要安神定志，勿令情意惑乱。不得于儿哭断之时、睡起之际，则色不正矣。须于辰时之后、巳时之前，夏即未热，冬即未温，外色不杂，内气闲雅，乃可向明而观察之也。(《小儿卫生总微论方·诸般色泽纹证论》)

【按语】

儿科诊法，受临床限制，历来以望诊为主。望诊较少受到小儿客观情况的干扰，能较为真实地反映小儿的证候。本段提出了对小儿实施望诊时的要求。

【原文】

面上五脏部分色：左颊主肝，右颊主肺，额上主心，鼻上主脾（一云口唇），颐上主肾。色青为风，色赤为热，色黄为食，色白为气，色黑为寒也。

面上五脏四时色：《经》言五脏之色，皆外荣于面，故死生疾病系焉。肝主春，其色青；心主夏，其色赤；脾主长夏，其色黄；肺主秋，其色白；肾主冬，其色黑。是谓五脏之色，随四时各荣于面也。其色不深不浅，应常光润者，为和平也。若色重深者，其藏实；浅淡者，其脏虚。

面上五脏生死色：《经》曰滋荣者，其色生，青如翠羽，赤如鸡冠，黄如蟹腹，白如豕膏，黑如乌羽；枯夭者，其色死，青如草兹①，赤如衃血②，黄如枳实，白如枯骨，黑如炱煤③。

面上五脏部分相乘色：肝色青者本色也，赤者心乘肝也，黄者脾乘肝也，白者肺乘肝也，黑者肾乘肝也；心色赤者本色也，青者肝乘心也，黄者脾乘心也，白者肺乘心也，黑者肾乘心也；脾色黄者本色也，青者肝乘脾也，赤者心乘脾也，黑者肾乘脾也，白者肺乘脾也；肺色白者本色也，青者肝乘肺也，赤者心乘肺也，黄者脾乘肺也，黑者肾乘肺也；肾色黑者本色也，青者肝乘肾也，赤者心乘肾也，黄者脾乘肾也，白者肺乘肾也。

面上五脏四时相乘色：《经》言青赤见于春，赤黄见于夏，黄白见于长夏，白黑见于秋，黑青见于冬，是谓五脏之生，五行相继也，为病轻。若肝色见青白，心色见赤黑，脾色见黄青，肺色见白赤，肾色见黑黄，是谓真藏之色，五行相克也，为病重。

面目死生色:《内经》曰:凡病面黄目青,面黄目赤,面黄目白,面黄目黑者,皆不死。《圣济经》云:脾真为本,而面黄必生者,以真气外荣故也。若面青目赤,面青目白,面青目黑,面黑目白,面赤目青者,皆死。谓无脾色外荣,而真气已绝故也。

鼻上色:《圣济经》曰:鼻端青为腹冷,黑为水气,白为无血,黄为胸寒,赤为有风,鲜明为留饮。

目内色:赤者心热,淡红者虚热,青者肝热,浅淡者肝虚,黄者脾热,无精色肾虚。(《小儿卫生总微论方·诸般色泽纹证论》)

【注释】

①草兹(zī):指初生的青草,形容青草样青黑的病色,是肝的真脏色。

②衃(pēi)血:指凝聚成紫黑色的瘀血,是心的真脏色。

③炱(tái)煤:指烟气凝积而成的黑色煤灰,是肾的真脏色。

【按语】

历代医家诊治小儿首重望诊,积累了十分丰富的经验,对判断疾病预后吉凶具有指导意义。望诊又以望色为要,本节集前人论述,形成小儿色诊大全,详述面上五脏部分色、面上五脏四时色、面上五脏生死色、面上五脏部分相乘色、面上五脏四时相乘色、面目死生色、鼻上色及目内色等八个方面的诊断价值,并提出部位、颜色、光泽要综合分析,对于临床诊疗具有一定的参考价值。

【原文】

凡儿禀受,藏府气血,荣卫形体,虽有生皆全。然于未语之前、变蒸之际,则血气未充,肤革未固,筋骨未坚,脉状未成。若有病也,难为诊切,又难访问,以是贤圣言婴小之病难治者,以无承据也,故立其观视形色之法焉。儿自生,积五百七十六日,大小变蒸数毕,则气血荣,精神异,筋骨壮,脉理全,然后方可诊切,又能言问也。(《小儿卫生总微论方·脉理论》)

【按语】

小儿在变蒸之前,脉状未成,难为诊切,又难访问,当以望诊为主。经历五百七十六日变蒸完成后,气血荣,脉理全,方可诊切,又能言问,更当四诊合参。

【原文】

内伤及劳役饮食不节，病手心热，手背不热；外伤风寒，则手背热，手心不热。(《内外伤辨惑论·辨手心手背》)

【按语】

手背热甚者，多为外感发热；手心热甚者，多为内伤发热。

【原文】

夫小儿三岁以前，血气未定，呼吸至数太过，难以准候。若有疾，必须看其虎口纹脉，辨验形色，可察其病之的要。(《小儿病源方论·形证门·辨三关手纹诀》)

【按语】

自小儿指纹诊法有记载起，一直受到历代医家的广泛关注，见解也不尽相同。多数医家如陈文中认为小儿指纹诊法应用于 3 岁之前小儿，并作为主要诊断方法应用于临床。

【原文】

望闻问切，医者先①之。凡看病形指纹，听声察色，其病图，载方册。皮有薄厚，但周时外婴孩，多在怀抱，手无垢腻，则指白皮嫩，其纹显而易见。至三五岁者，常贪戏耍，手弄泥水，则指粗皮厚，其纹隐而难辨。参诸面部，是为捷要。有紫黑而纹粗，或叫怒而容变，则仓卒难定，必须听声。有中风而迷闷，或久患而昏沉，语迟失音，口疮咽痛，尤非闻而知之所能尽，问证一节，最为的当。然幼幼方脉，谓之哑科，纵稍长成，语不足信，有饱曰讥，痒曰痛，如是类者，屡尝试之，每究心及此。初在父母审其得患之由，而告医者参详，则易于调治。多有病家不肯自言其致疾之始末，而一听医者之揣摩。由是观之，问亦难矣，必须诊脉以决诸证。(《活幼心书·决证诗赋·五色主病》)

【注释】

①先：重视。

【按语】

望闻问切，应当四诊合参。察指纹判断疾病要与望诊、闻诊相结合，并注意小儿指纹的显露，与年龄大小、是否污染有关。举例说明儿科指纹诊与面部望诊、闻诊需结合应用，以及问诊主要问其父母的重要性。

【原文】

凡把幼稚之脉，仅二三岁者，但以一指揣按关部，侧指于关前取寸口，侧指于关后取尺泽。至四五岁余，郤①密下三指按三部，明标本、察病症，然后可以克进退、决安危。盖周岁以前，气血未完，脉难依据；周岁以后，气血和平，始可诊脉。二岁以前，只依一指按关部，取法为率。(《活幼心书·决证诗赋·诊脉明证》)

【注释】

①郤（xì）：同"隙"。

【按语】

本节详尽论述不同年龄小孩的切脉部位和方法。

【原文】

三岁之上小儿，以色合脉，尤其为妙。(《活幼心书·明本论·评非时用附子大黄》)

【按语】

曾世荣主张在诊治三岁以上小儿时，应色、脉合参，望、切并重。

【原文】

一视两眼精神，二视声音响大，三前后顶囟，四形貌，五毛发。两目为五脏精华所聚，一身之神气所钟……声音大而响亮，五脏之气壮，令儿易得长……囟门乃母气血充实，令儿囟门坚实而耐养……形貌口大鼻端，眉耸目秀方福。此婴孩易长，福气坚康……发乃血之余，母之血气充实，则发黑而光润……凡视小儿神气色脉，无出于此。五者不能全见，但得两目精神，声音响亮，此可保其六七。(《奇效良方·小儿门·视婴孩大要》)

【按语】

《奇效良方》中载小儿望诊五法，尤其强调了望眼神、听声音的重要性。

【原文】

婴儿惟察其面部，必有五色，以知病源。人身五体，以头为首，首

中有面，面中有睛，睛中有神。神者，目中光彩是也。(《全幼心鉴·论面部》)

【按语】

寇平在本书中强调了望头面尤其是望眼神在小儿诊法中的重要性。

【原文】

盖外伤风寒者，心肺元气初无减损，又添邪气助之，使鼻气壅塞不利，面赤不通，其鼻中气不能出，并从口出。但发一言，必前轻而后重，其言高，其声壮厉而有力……内伤饮食劳役者，心肺之气先损，为热所伤，热既伤气，四肢无力以动，故口鼻中皆短气少气，上喘懒语，人有所问，十不欲对其一，纵勉强答之，其气亦怯，其声亦低，是其气短少不足之验也。(《内外伤辨惑论·辨气少气盛》)

【按语】

李东垣在此提出了从声音气息辨识外伤风寒、内伤饮食劳役的方法。

【原文】

小儿一岁至三岁，看虎口，更用指按高节，乃一指分三关，定其息数呼吸……四岁用一指按虚实。五岁六岁，用一指滚转寻三部，平正关上为准。七岁八岁，稍移指少许，寻三部。九岁十岁，次第依三关部位寻取。十一十二岁，亦同十岁看。十四岁十五岁，方依大方脉部位诊视。凡看脉，先定浮沉、迟数、阴阳、冷热，皆依大方也。(《婴童百问·脉法》)

【按语】

本节详细论述了不同年龄小儿诊脉部位及操作方法，提出分脉象为浮沉、迟数、阴阳、冷热。

【原文】

五脏六腑之精气上注于目，望而知之，当先以目中神气之全为验。若目中神气有者，必不死；目无神者，必死。(《古今医统大全·幼幼汇集·小儿寿夭歌·小儿相眼神法》)

【按语】

儿科诊法，以望诊最为重要，望诊又以察两目神气为要，对疾病预后判断有重要价值。

【原文】

人心之动，物使之然也。感于物而动，故形于声；声相应，故生变。盖人病蕴于内，声音显于外。乐声乱则五音不和，人声乱则五脏不和，所以听声音验人疾病也……中盛则气盛，中虚则气弱，故声如从室中言，气之湿也。言而微，终日乃复言，气之夺也。言语善恶，不避亲疏，此神明之乱也。郑声音意不相续，阴阳失守也。故曰：得守者生，失守者死。（《古今医统大全·幼幼汇集·听声验病诀》）

【按语】

本节论述了闻声验病的具体方法。人正常的声音，发声自然，音调和畅。如声音有变，则多属病态。语声响亮，言语健谈，多属实证；烦闷急躁，胡言乱语，多为实热证，可见于高热或狂躁型精神病人；恶语相向，亲疏不分，是神明错乱；如沉静少言，或少气懒言，语音低沉，断续无力，则多属内伤虚证。

【原文】

青惊赤热，黄积白疳，如煤之黑分，必中恶毒；似赭之紫分，斯感乎风寒。（《万氏家藏育婴秘诀·幼科发微赋》）

【按语】

本段对于五色主病的论述，一方面出自五行理论，另一方面也是临床观察、经验积累、总结分析的结果。

【原文】

凡看小儿疾病，先观形色，而切脉次之。盖面部气总见。而五位青色者，惊积不散，欲发风候；五位红色者，痰积壅盛，惊悸不宁；五位黄色者，食积癥伤，疳候痞①癖②；五位白色者，肺气不实，滑泄吐痢；五位黑色者，脏腑欲绝，为疾危恶。面青、眼青肝之病，面赤心之病，面白肺之病，面黄脾之病，面黑肾之病。先别五脏，各有所主。次者，禀受盈亏，胎气虚实，阴阳二症，补过泄多，当救其失。兼五脏六腑，表里各有相应，若能辨其标本，则神圣工巧矣。（《万氏秘传片玉心书·观形察色总论》）

【注释】

①痞（pǐ）：胸腹间气机阻塞不舒的证候。

②癖（pǐ）：潜匿在两胁间的积块。

【按语】

万全总结小儿面部五位的五色改变，标示着相应疾病的发生，充实了《黄帝内经》《小儿药证直诀》的相关论述。

【原文】

数脉息间常六至，阴微阳盛必狂烦。浮沉表里分虚实，惟有儿童作吉看。（《濒湖脉学·七言举要·数》）

【按语】

本条文指出通过脉象的节率之至数、脉位之浮沉可以判断疾病的阴阳属性和表里虚实。其中有一种脉象比较特殊，即脉象一息六至之数脉，于成人而言属于病脉，于小儿而言则属正常。

【原文】

儿有大小之不同，病有浅深之各异，形声色脉之殊。望闻问切之间，若能详究于斯，可谓神圣工巧者矣。盖望者，鉴貌辨其色也……闻者，听声知其症也……问者，问病究其原也……切者，切脉察其病也。假如小儿三岁已下，有病须看男左女右手，虎口三关，从第二指侧看，第一节名风关，第二节名气关，第三节名命关。辨其纹色，紫者属热，红者伤寒，青者惊风，白者疳病，黑者中恶，黄者脾之困也。若见于风关为轻，气关为重，过于命关则难治矣。至三岁以上，乃以一指按寸、关、尺三部，常以六七至为率，添则为热，减则为寒，浮洪风盛，数则多惊，沉迟为虚，沉实为积，是乃切脉而知之也。（《古今医鉴·幼科·病原论》）

【按语】

本节提纲挈领地论述了小儿四诊的方法。望闻问切，都是医生了解病情的手段，是获得疾病信息的来源，是做出正确诊断的前提。对四诊详尽掌握者，才是高明的儿科医生。龚信提出的指纹诊法部位名称、纹色主病，及3岁以上小儿诊脉辨证的基本方法，为后世遵从。

【原文】

大抵人得中道而生，阴阳剂合，刚柔兼济；气血相和，百脉相调；心智明通，精神全备；脏腑充实，形体壮健。观其颅囟便知矣。未周①之儿，颅囟坚合，睛黑神清，口方背厚，骨粗臀满，脐深肚软，茎小卵大，齿细发润，声洪睡稳，此乃受气得全者。如二三岁，其囟尚大解开，齿发未生，手脚挛缩，膝如鹤节；或五六岁，尚不能行，身体手足瘦瘠者，此皆受气不足故也。(《婴童类萃·受胎论》)

【注释】

①周：指周岁婴儿。

【按语】

本节指出临床可通过颅囟、身体、手足的形态，齿发生长、行动能力，推测出小儿先天禀赋是否充盛。

【原文】

颅囟青筋，肺虚不荣；颅囟常陷，渭①泻无停；颅囟虚软，癫痫不免；颅囟扁阔，暴泻易脱；颅囟肿起，风痰不已；颅囟久冷，吐泻青青；颅囟歪长，风作即亡；颅囟连额，惊风易得；颅囟未充，怕热怕风；颅囟缓收，胎气不周；颅囟动数，神气昏弱；颅囟宽大，受疾恐害；颅囟未合，筋骨软弱。(《婴童类萃·颅囟要略》)

【注释】

①渭（xǔ）：形容清澈。

【按语】

本节专论颅囟诊法。小儿初生，颅囟未合，望其囟填囟陷，按其大小坚软，对于诊察疾病、判断脏腑寒热虚实病机有一定意义。大体虚陷为阴伤液脱，肿填为风痰壅盛，宽大为肾气不充，松缓为脾土虚弱。因此，望颅囟是监测婴幼儿生长发育及诊查某些疾病的指标之一。

【原文】

头乃诸阳经络之所聚，面者五脏气血之荣枯，脏者神之舍，色者神之旗。五脏衰败面色枯槁，五脏充实面色光华。故容色光泽者寿，容颜枯槁

者夭。凡看婴童必先望气色盛衰，凶吉可知矣。(《婴童类萃·面部总图》)

【按语】

头聚诸阳经络，面系五脏气血，五脏衰败则面色枯槁，五脏充实则面色光华。故望面部气色可以测知五脏气血之盛衰，这是儿科面部望诊的基本原理。

【原文】

一问寒热二问汗，三问头身四问便，五问饮食六问胸，七聋八渴俱当辨，九因脉色察阴阳，十从气味章神见。见定虽然事不难，也须明哲毋招怨。上十问者，乃诊治之要领，临证之首务也。明此十问，则六变具存，而万病形情俱在吾目中矣。(《景岳全书·传忠录·十问篇》)

【按语】

本节提出问诊十项重点内容，各科通用，为历代所推崇。

【原文】

善乎神之为义，此死生之本，不可不察也……以形证言之，则目光精彩，言语清亮，神思不乱，肌肉不削，气息如常，大小便不脱。若此者，虽其脉有可疑，尚无足虑，以其形之神在也。若目暗睛迷，形羸色败，喘息异常，泄泻不止，或通身大肉已脱，或两手寻衣摸床，或无邪而言语失伦，或无病而虚空见鬼，或病胀满而补泻皆不可施，或病寒热而温凉皆不可用，或忽然暴病，即沉迷烦躁，昏不知人，或一时卒倒，即眼闭口开，手撒遗尿。若此者，虽其脉无凶候，必死无疑，以其形之神去也。(《景岳全书·传忠录·神气存亡论》)

【按语】

凡二目有神，言语清亮，神思清晰，肌肉丰满，气息如常，大小便调，是形存神在的表现，为健康或病情轻浅之象。反之，若目暗睛迷，形羸色败，气息喘急，泄泻不止，肌肉脱失，或神识不清、两手乱动、语无伦次，或病胀满、病寒热而对证用药无效，或暴病很快就神识昏迷，或突然倒地即眼闭口开、小便失禁，这些都是形失神去的表现，是凶险的危症。

【原文】

若夫骨骼者，先天也；肌肉者，后天也。精神者，先天也；容貌者，后天也。颜色之有辨也，苍者寿而妖者夭，嫩中有苍者吉，苍中有嫩者凶。声音之有辨也，充者寿而怯者夭，虽细而长者吉，虽洪而促者凶。形体之有辨也，坚者寿而脆者夭，身虽羸瘦而动作能耐者吉，体虽强盛而精神易困者凶。动静有辨也，静者寿而躁者夭，性虽若急而急中有和者吉，阳虽若厚而阴中蕴薄者凶。至若少长之辨，初虽绵弱而渐长渐坚者，晚成之征也。气质之辨，少年华丽而易盈易满者，早凋之兆也……若以人之作用言，则先天之强者不可恃，恃则并失其强矣；后天之弱者当知慎，慎则人能胜天矣。(《景岳全书·传忠录·先天后天论》)

【按语】

骨骼、精神属于先天，肌肉、容貌属于后天。可以通过辨别颜色、声音、形体、动静，以及性格、阴阳、成长过程、气质各方面的表现来判断小儿先天、后天的强弱。当然，先天强者不可恃强而失于养护，后天弱者要慎加调养，也一定能改变其体弱状态。

【原文】

初生儿以手捻其头，摸其颐①颔②，不作声者为无病。总有病，以手指探其口，虽发声而从容咂指者，其病轻；若即发声，不咂指，而色或青红兼紫者，此落地受寒之甚也，其病重，须急辨其形色虚实而治之。(《景岳全书·小儿则·初生儿看病法》)

【注释】

①颐（yí）：面颊，腮。

②颔（hàn）：下巴。

【按语】

本条介绍了判断初生儿有病无病、病重病轻的方法。医者以手搓转其头、摸其颐颔，无啼哭不安者为正常。若是有病，以手指探其口，虽发声而从容咂指者，其病较轻；若即发声而不咂指，肤色青红兼紫者，其病较重。

【原文】

故凡诊小儿，既其言语不通，尤当以脉为主，而参以形色声音，则万无一失矣。然小儿之脉，非比大人之多端，但察其强弱缓急四者之脉，是即小儿之肯綮①。盖强弱可以见虚实，缓急可以见邪正。四者既明，则无论诸证，但随其病以合其脉，而参此四者之因，则左右逢源，所遇皆道矣。（《景岳全书·小儿则·脉法》）

【注释】

①肯綮（qìng）：关键之处。

【按语】

张介宾认为小儿言语不通，应重视脉诊与望诊、闻诊相结合诊病。对于察脉法提出不必如成人般复杂，重点关注小儿脉象之强弱、缓急则可。

【原文】

声由气发，气实则声壮，气虚则声怯。故欲察气之虚实者，莫先乎声音。如《内经》诸篇，有曰：言而微，终日乃复言者，此夺气也。有曰：气海有余者，气满胸中，悗①息面赤；气海不足，则气少不足以言。有曰：心气虚则悲，实则笑不休。有曰：手少阴虚则不能言。有曰：内夺而厥，则为喑俳②，此肾虚也。华元化曰：阳候多语，阴证无声。多语者易治，无声者难荣。凡此皆声音虚实之辨。故彼圣人者，闻声知情，无所不达，此声音之学，所以不可忽也。（《景岳全书·小儿则·声音》）

【注释】

①悗（mán）：烦躁郁闷。

②喑（yīn）俳（pái）：喑，语言不利或不能讲话。俳，一作"痱"，即肢体偏瘫，不能运动。

【按语】

张介宾承前辈诸家学说，提出声由气发，欲判断小儿气之虚实，可通过分析小儿不同的语声表现获知。

【原文】

六脉者，浮、沉、迟、数、滑、涩也。浮者为阳，在表为风、为虚也；沉者为阴，在里为湿、为实也；迟者在脏，为寒、为冷、为阴也；数者为热、为燥、为阳，在腑也；滑者血多气少也；涩者气多血少也，涩为气遏滞。（《幼科折衷·脉要论》）

【按语】

秦氏认为小儿六脉，无非浮、沉、迟、数、滑、涩，分析了六脉的病机证候，可资临床参考。

【原文】

凡小儿声音，大而响亮者，乃五脏六腑充盈，儿必易长成人。如生来不曾大声啼哭，此必有一脏阴窍未通，神气未足。或声如啾唧咿唔之状，儿必不寿。故望之后，又必闻辨之。诗云：要知儿病生与死，总观面色并审音。唇青耳黑儿难救，哭声不响赴阴君。（《幼科推拿秘书·赋歌论诀秘旨·审音论》）

【按语】

本条文强调了闻诊对于判断预后的重要性。正常小儿初生即大声啼哭，声音响亮。若声如啾唧咿唔，繁杂细碎，哭声不响，则预后欠佳。

【原文】

心主声从肺出，肺绝啼哭无声，多啼肝胆客风惊。气缓神疲搐盛，音哑邪热侮肺，声清毒火无侵，痛声直来泪不淋，鸦声黄泉有分，轻声儿气必弱，重浊惟痛与风，狂声高喊热在中，声战寒气已重，声急连连不绝，多泪必是神惊。声带闷塞痰在心，喘气噎难顺行，肝病声悲肺促，脾慢心病声雄，小肠声短大不同，大肠声长较纵，肾病声沉胃速，胆清膀胱声微，重浊沉静痾积亏。聆音病知源委，伤风必多喷嚏，呵欠倦怠神伤，撮口鸦声气急扬，蹼跌受喝惊张。（《幼科推拿秘书·赋歌论诀秘旨·闻声察病歌》）

【按语】

本节结合脏腑病变特点，详述了闻声察病的方法，可资临床借鉴。

【原文】

凡小儿病有百端，逃不去五脏六腑气血。症虽多怪，怪不去虚实寒热风痰。病纵难知，瞒不过颜色苗窍，症即难辨，莫忽略青白红黄。面上之颜色苗窍，乃脏腑气血发出来的；颜色之红黄青白，乃寒热虚实献出来的。（《幼科铁镜·看病秘诀》）

【按语】

本条文指出小儿病有百端，症有多怪，即使诊病辨证困难时，仍然可以通过望颜色、审苗窍来判断。面色和苗窍的情况反映了人体内在脏腑气血的状态；面部颜色的红、黄、青、白，反映了机体的寒、热、虚、实。

【原文】

望闻问切，固医家之不可少一者也，在大方脉则然。而小儿科，则惟以望为主，问继之，闻则次，而切则无矣……望其色若异于平日，而苗窍之色，与面色相符，则脏腑虚实，无有不验者矣。(《幼科铁镜·望形色审苗窍从外知内》)

【按语】

夏禹铸认为四诊要合参，在内科当然如此，但是在小儿科则必须以望诊为主。

【原文】

故小儿病于内，必形于外。外者内之著也，望形审窍，自知其病……五脏不可望，惟望五脏之苗与窍。(《幼科铁镜·望形色审苗窍从外知内》)

【按语】

小儿五脏位于体内，不可望及，但体内五脏的病变，必然会在体表有所表现，尤其是相关的五官九窍，如目为肝窍、鼻为肺窍、唇为脾窍、舌为心窍、耳及前后二阴为肾窍，是诊查五脏病变的重要途径。

【原文】

诊儿之法听五声①，聆音察理始能明，五声相应五脏病，五声不和五脏情。心病声急多言笑，肺病声悲音不清，肝病声呼多狂叫，脾病声歌音颤轻，肾病声呻长且细，五音昭著证分明。(《医宗金鉴·幼科杂病心法要诀·四诊总括·听声》)

【注释】

①五声：呼、笑、歌、哭、呻合成为五声，五声与脏腑的对应关系为：肝，在声为呼；心，在声为笑；脾，在声为歌；肺，在声为哭；肾，在声为呻。五声的异常可反映脏腑功能的异常，有一定的临床诊断意义。五声又指古代音律。就是按五度的相生顺序，从宫音开始到羽音，依次为：宫，商，角，徵，羽。

【按语】

历来医家皆重视听声音诊察疾病，儿科通过耳闻小儿语言、哭笑、呼吸、咳嗽等声音的高亢低微协助诊断疾病，一般声音高亢多为实证、声音低弱多为虚证，并对应于五脏病变。

【原文】

嘎声声重感寒风，有余声雄多壮厉，不足声短怯而轻，多言体热阳腑证，懒语身冷阴脏形。狂言焦躁邪热盛，谵语神昏病热凶，鸭声在喉音不出，直声无泪命将倾。虚实寒热从声别，闻而知之无遁情。(《医宗金鉴·幼科杂病心法要诀·四诊总括·听声》)

【按语】

正常小儿的语声清晰，语调抑扬顿挫有度。病理性语言有语言謇涩、谵语、郑声、独语、错语、狂言。语声高亢粗壮，多言，语声不休，或前轻后重，多属阳证、实证、热证；语声低微细弱，懒言，声音断续，或前重后轻，多属阴证、虚证、寒证。狂言焦躁、谵语神昏、鸭声在喉音哑、声急不转无泪等皆属重危证候。

【原文】

审儿之病贵详参，要在安烦苦欲间，能食不食渴不渴，二便调和通秘勘。发热无汗为表病，内热便硬作里看，安烦昼夜阴阳证，苦欲冷暖定热寒。能食不食胃壮弱，渴与不渴胃湿干，便稠黏秽为滞热，尿清不赤乃寒占。耳尻肢凉知痘疹，指梢发冷主惊痫，肚腹热闷乃内热，四肢厥冷是中寒。眉皱曲啼腹作痛，风热来临耳热缠，腹痛须按软与硬，喜按不喜虚实参。欲保赤子诚心辨，对证施方治不难。(《医宗金鉴·幼科杂病心法要诀·四诊总括·审病》)

【按语】

审病是查询病人的自觉症状和客观体征等情况，以辨得表里虚实以及邪气盛衰。本段就患儿的饮食、二便、发热、精神、肢体等方面的诊查要点为例，提出必须细心辨证，然后方可对证施方。

【原文】

小儿周岁当切脉，位小一指定三关，浮脉轻取皮肤得，沉脉重取筋骨间。一息六至平和脉，过则为数减迟传，滑脉如珠多流利，涩脉滞涩往来艰。三部无力为虚脉，三部有力作实言，中取无力为芤脉，微脉微细有无间。洪脉来盛去无力，数缓时止促结占，紧脉左右如转索，弦则端直张弓弦。浮为在表外感病，深为在里内伤端，数为在府属阳热，迟为在脏乃阴寒。滑痰洪火微怯弱，弦饮结聚促惊痫，芤主失血涩血少，沉紧腹痛浮感寒。虚主诸虚不足病，实主诸实有余看，痘疹欲发脉洪紧，大小不匀中恶勘。一息三至虚寒极，九至十至热极炎，一二十一十二死，浮散无根沉伏难。表里阴阳虚实诊，惟在儿科随证参。(《医宗金鉴·幼科杂病心法要诀·四诊总括·切脉》)

【按语】

儿科临床因小儿寸口部位较短，容不下成人三指。故对周岁以上、3岁以下儿童一般采用"一指定三关"的方法诊察脉象。即医生用食指或拇指同时按压患儿掌后桡骨茎突上寸、关、尺三部，并取轻、中、重三种不同指力，即浮、中、沉三候来体会脉象变化.本段详细阐述了浮脉、沉脉、数脉、迟脉、滑脉、涩脉、芤脉、微脉、洪脉、促脉、结脉、紧脉、弦脉等多种儿科可能见到脉象的辨证意义。

【原文】

初生小儿诊虎口，男从左手女右看，次指三节风气命，脉纹形色隐隐安。形见色变知有病，紫属内热红伤寒，黄主脾病黑中恶，青主惊风白是疳。风关病轻气关重，命关若见病多难，大小曲紫伤滞热，曲青人惊走兽占。赤色水火飞禽扑，黄色雷惊黑阴痫。长珠①伤食流珠②热，去蛇③吐泻来蛇④疳。弓里感冒外⑤痰热，左斜伤风右斜⑥寒，针形枪形主痰热，射指射甲命难全。纹见乙字为抽搐，二曲如钩伤冷传，三曲如虫伤硬物，水纹咳嗽吐泻环。积滞曲虫惊鱼骨⑦，形似乱虫有蛔缠。脉纹形色相参合，医者留神仔细观。(《医宗金鉴·幼科杂病心法要诀·四诊总括·虎口三关部位脉纹形色》)

【注释】

①长珠：纹形圆长，形如长珠的指纹。

②流珠：纹为圆形，形如流珠的指纹。

③去蛇：纹形长，下端微粗，形如蛇游去状的指纹。

④来蛇：纹形长，上端微粗，形如蛇游来状的指纹。

⑤弓里感冒外痰热：纹形如弓，弯向中指侧为弓里纹形为感冒；弯向拇指侧为弓外纹形主痰热。

⑥左斜伤风右斜寒：纹形斜向中指侧称为左斜主伤风；纹形斜向拇指侧称为右斜为寒。

⑦鱼骨：形如鱼刺状的指纹。

【按语】

本段详述初生儿察指纹法。初生儿切脉难凭，察指纹是切诊的主要内容之一。当然，多种不同指纹形色所主证候的判断，还当结合其他诊查结果，即四诊合参，才能作出准确判断，不可偏执。

【原文】

指纹之法，起于宋人钱仲阳，以食指分为三关：寅曰风关，卯曰气关，辰曰命关，其诀为风轻、气重、命危……但当以浮沉分表里，红紫辨寒热，淡滞定虚实，则用之不尽矣。（《幼幼集成·指纹晰义》）

【按语】

小儿正常指纹，淡紫隐隐，不显于风关以上。若生疾病，指纹亦随之发生变化。通过观察指纹的浮现与沉伏来判断病邪的深浅。浮指指纹浮现，显露于外，主病邪在表；沉指指纹沉伏，深而不显，主病邪在里。通过观察指纹颜色的不同来辨别病邪的性质。纹色鲜红浮露，多为外感风寒；纹色淡红，多为内有虚寒；纹色青紫，多为瘀热内结；纹色深紫，多为瘀滞络闭。通过观察指纹颜色的深浅，体会指纹运行的流畅与滞涩来辨别病邪的性质。指纹色淡，不论何种颜色，推之流畅，主气血亏虚；指纹色深，推之滞涩，复盈缓慢，主实邪内滞。通过观察指纹出现的部位来判断疾病的预后。纹在风关，示病邪初入，病情轻浅；纹达气关，示病邪入里，病情较重；纹进命关，示病邪深入，病情沉重。因而，察指纹对疾病的诊断辨证有一定的参考价值，能提示脏腑气血盛衰及病证之表里、寒热、虚实、轻重、转归。

【原文】

小儿自弥月而至于三岁，犹未可以诊切，非无脉可诊，盖诊之难而虚实不易定也。小儿每怯生人，初见不无啼叫，呼吸先乱，神志仓忙，而迟数大小已失本来之象矣，诊之何益？不若以指纹之可见者，与面色病候相印证，此亦医中望切两兼之意也。(《幼幼集成·指纹晰义·指纹切要》)

【按语】

陈复正对于指纹诊的儿科应用提出了实事求是的看法。小儿三岁之前，切脉部位短小，就诊时常啼哭叫扰，影响气息脉象，难以为凭。指纹表现稳定、可视，与面部证象相结合，可以作为望诊、切诊结合的诊法主要内容。

【原文】

令人抱儿对立于向光之处，以左手握儿食指，以我右手拇指推儿三关，察其形色，细心体认，亦惟辨其表里、寒热、虚实足之矣。(《幼幼集成·指纹晰义·指纹切要》)

【按语】

本条文说明了小儿指纹诊时的光线、患儿的姿势、医者的手法要领，主要观察指纹三关的形状与颜色，以辨别其表里、寒热、虚实证候。

【原文】

《内经》诊视小儿，以大、小、缓、急四脉为准。予不避僭越①，体其意，竟易为浮、沉、迟、数，而以有力、无力定其虚实……浮脉主表，病在外；沉脉主里，病在内；迟脉主脏，病为寒；数脉主腑，病为热；五至四至为迟，为寒，为不足；浮迟外寒，沉迟内寒，有力实寒，无力虚寒。七至八至为数，为热，为太过。浮数里热，有力实热，无力虚热。(《幼幼集成·小儿脉法》)

【注释】

①僭(jiàn)越：超越本分。

【按语】

陈飞霞论小儿脉法，认为可以六脉为纲辨证：浮脉主表证，沉脉主里证；迟脉主脏寒证，数脉主腑热证；有力为实证，无力为虚证。

【原文】

头者，诸阳之会，髓之海也。凡儿头角丰隆，髓海足也。背者，五脏六腑俞穴皆附于背。脊背平满，脏腑实也。腹者，水谷之海。腹皮宽厚，水谷盈也。目为肝窍，耳为肾窍，鼻为肺窍，口为脾窍，七窍无阙，形象全矣。故知肉实者脾足，筋强者肝足，骨坚者肾足，不妄言笑者心足，不多啼哭者肺足，哭声连续者肺实，不久眠睡者脾实。兼之脚健而壮，项长面肥，囊小而黑，根株固也。肌肉温润，荣卫和也。而更腮妍如桃，发黑似漆，表气实也。小便清长，大便滋润，里气实也。已①上皆为寿相，其儿无病易养。

诸阳皆起于头，颅破项软者，阳衰于上；诸阴皆起于足，腨②小脚蜷者，阴衰于下。鼻孔干燥肺枯，唇缩流津脾冷。发稀者血衰，项软者柱折。青紫之筋散见于面者，多病风热，兼之形枯色夭者，表虚；泻利无时者，里虚。疮疥啼哭，及多笑语者，皆阳火妄动之候。已上皆为夭相，其儿多病者难养。

凡声音清亮者寿，有回音者寿，哭声涩者病，散而无声者夭。(《幼幼集成·寿夭辨》)

【注释】

①已：通"以"。

②腨(shuàn)：小腿肚。

【按语】

陈氏以审形、望窍、察色、闻声等多种诊法相儿，辨其脏腑虚实、阴阳盛衰，以测禀受强弱、有病无病，判断婴儿寿夭，多系经验之谈。

【原文】

婴儿两三岁内，全属天真，痛痒不能自达，其时脉虽不可凭，而观色察形，或视三关指纹，医者反得依据。有一种娇养小儿，至四五岁六七岁，知识略开，便生诈伪。不饥为饥，不渴为渴，不痒为痒，不疼为疼，父母溺爱不知，谆谆告医。医若不察，便尔多误。此又当观色于色之外，察形于形之表，以辨其情伪者也，切勿为他瞒过。(《幼科释谜·凡例》)

【按语】

本节指出，婴幼儿不会表达不适症状，脉亦不足凭，医者可通过观色、察形结合三关指纹诊查疾病。4岁以上患儿的主诉亦不足为凭，因为他们有的会乱说，而父母因溺爱轻信便很认真地告诉医生，医生不仔细诊查就信以为真，便会产生误判。为医者需注意观色、察形等各方面的情形，仔细辨证，避免为小儿的错误主诉而误诊。

【原文】

儿初生，肌肤至红，啼声吃吃，胸腹坚硬者，此为热毒所致；儿生下，身体石硬，啼声沉浊者，此为寒毒所致；儿落草，肌肉淡白，啼声微细者，此为虚质，难养也；儿始生，发黑体实，遍身顺和，啼声高朗者，为无病也。（《婴儿论·辨初生脉证并治》）

【按语】

初生儿的诊查，可以从全身肌肤、啼哭声音来判断其疾病的寒热虚实以及是否健康无病。周士祢的论述可供临床辨证候辨体质参考。

【原文】

病之经络、脏腑、营卫、气血、表里、阴阳、寒热、虚实，必形于舌。（《伤寒指掌·察舌辨症法》）

【按语】

本条文强调了舌诊的重要性。舌头通过经络的循行，直接或间接地与五脏六腑相通，又与四肢百骸相连。通过对舌质、舌苔及舌下脉络的审察，可得到病情相关信息，如经络、脏腑、营卫、气血、表里病位，寒热、虚实、阴阳病性等。因此，舌诊作为中医学独特的诊断方法之一，对临床辨证极为重要。

【原文】

望者，看形色也；闻者，听声音也；问者，访病情也；切者，诊六脉也。四事本不可缺一，而唯望与问为最要，何也？盖闻声一道，不过审其音之低响以定虚实，嗽之闷爽以定升降，其他则无可闻也。切脉一道，不过辨其浮沉以定表里，迟数以定寒热，强弱以定虚实，其他则心中了了，指下难明。且时大时小，忽浮忽沉，六脉亦难定准，故医家谓据脉定症，是欺人之论也。惟细问情由则先知病之来历，细问近状则又知病之浅深。而望其部位之色，望其唇舌之色，望其大小便之色，病情已得八九矣。而再切其脉，合诸所问、所望果相符否？稍有疑义，则默思其故，两两相形^①，虚与实相形，寒与热相形，表与里相形，其中自有把握之处，即可定断。慎斯术也以往，其无所失矣。(《医医偶录·望闻问切论》)

【注释】

①两两相形：即互相比较，互相对照。

【按语】

陈修园认为四诊以望诊、问诊为最重要。关于切脉，他以为辨浮沉定表里、迟数定寒热、强弱定虚实即可，其他脉象则难以区分。问诊包括问病因、问病状，望诊包括望神色、形态、舌象、二便等，再与切诊所得脉象相结合，互相印证，便可以确定疾病的虚实、表里等证候。

【原文】

闻字虽从耳，而四诊之闻，不专主于听声也。(《重庆堂随笔·读＜全体新论＞》)

【按语】

王秉衡提出闻诊不仅仅是听声，而是包括听诊和嗅诊两项。所以，儿科闻诊必须注意耳听小儿的啼哭、呼吸、咳嗽、语言等声音的高亢低微，鼻嗅小儿口中之气味及大小便、痰液、汗液、呕吐物等的气味，才能获得闻诊的全部信息。

【原文】

业幼科者，于临症之际，务宜细心体认。必先问其病之新久，曾未服药，以及一切爱恶情状。然后再察其热之温壮、形之强弱、脉之虚实、色之夭泽，合四者以决之，庶无误人于夭札^①也。(《儿科醒·表论》)

【注释】

①夭札（zhá）：遭疫病而早死。

【按语】

本条文主张儿科临床首当问诊，询问患儿或者家属关于发病时间、用药情况、爱恶情状等信息。然后再结合其他诊法所得，确定诊断、治法，才不至于误人子弟。

【原文】

故观舌本，可验其阴阳虚实；审苔垢，即知其邪之寒热浅深也。(《医

门棒喝·伤寒论本旨·辨舌苔》）

【按语】

临床望舌，要注意观察舌质、舌苔两方面的变化。清代章楠认为舌质主要反映病证之阴阳虚实，舌苔主要反映病邪之寒热浅深。

【原文】

医者欲知病人脏腑寒、热、虚、实，必要问其从内走出者，故凡病当验二便。以小便不利、小便赤，验其里热；以小便利、小便白，验里无热。以大便不通、大便硬，验其里热；以自下利、下利清谷，验其里寒。治病，以二便定人寒、热、燥、湿、虚、实，再无差误。（《医述·伤寒提钩·伤寒·验二便》）

【按语】

二便的变化直接涉及大小肠和膀胱功能状态，又与脾胃之运化，肾之气化和肺之通调肃降功能密切相关。程文囿提出的二便辨寒热里证法值得借鉴。

【原文】

至于看法，以色诊为第一。凡神充色泽者，天真必浓，易养而少病；神怯神瞠[1]，面色惨淡枯瘁，唇红不泽者，禀赋必薄，难养而多病。再看其先后天气质，如先天亏者，必囟门难合，或齿迟、语迟、行迟，或项软、发穗、青络常露之类是也；后天亏者，必食少化迟、腹膨、泄泻、面色唇舌淡白之类是也。（《医原·儿科论》）

【注释】

①瞠：眼睛发愣。

【按语】

本节指出，色诊在儿科望诊中占有重要地位。神色是脏腑气血精津阴阳是否充足、和调的外在表现之一，对于判断疾病预后尤为重要。此外，可以通过望囟门、颈项、头发、牙齿、语言、步态等了解其先天禀赋是否亏虚；了解饮食、二便、面色唇舌等情况判断其后天是否亏虚。

【原文】

形色苗窍，望而知之；声音呼吸，闻而知之；病源症候，问而知之；

囟额胸腹，按而知之；口腔温度，检而知之；脉搏状态，切而知之。临症断病，六诊兼施。(《新纂儿科诊断学·总括六诊纲要》)

【按语】

何炳元编纂的儿科诊断学专著，创立了小儿六诊法，即望、闻、问、按、检、切。其中"检"诊，指用温度计检测体温，是作者在儿科疾病诊断中引用物理学温度计发明的实例。

第九章

治法概要

【原文】

阴阳者，天地之道也，万物之纲纪，变化之父母，生杀之本始，神明之府也，治病必求于本。（《素问·阴阳应象大论》）

【按语】

阴阳是世间一切事物的根本法则，事物的生成和变化是由其本身属性阴阳的两个方面不断运动和相互作用而形成的。所以，凡医治病，必须抓住病情变化的根本，着眼于纠正阴阳的偏颇，使之处于和调的状态。

【原文】

故因其轻①而扬②之，因其重③而减④之，因其衰⑤而彰⑥之。形不足者，温之以气；精不足者，补之以味。其高者，因而越⑦之；其下者，引⑧而竭之；中满者，泻之于内；其有邪者，渍形⑨以为汗；其在皮者，汗而发之；其慓悍⑩者，按而收之；其实者，散而泻之。审其阴阳，以别柔刚，阳病治阴，阴病治阳，定其血气，各守其乡，血实宜决之，气虚宜掣引之。（《素问·阴阳应象大论》）

【注释】

①轻：指病邪轻浅，病位在表。

②扬：指疏风发表，驱邪外泄。

③重：指病邪重深，病位在里。

④减：指运用泻下或其他攻削的方法祛除病邪。

⑤衰：指正气衰弱。

⑥彰：指给补益之剂扶助正气。

⑦越：此处特指吐法。

⑧引：指用通利二便的方法，使病邪从下而出。

⑨渍（zì）形：指用汤液或浸渍药物熏蒸的治疗方法。

⑩慓（piāo）悍：指邪气急猛。

【按语】

本段提出可根据病位之表、里、上、中、下及病性之阴、阳、虚、实、盛、衰，采用祛邪扶正、阳病治阴、阴病治阳等多种治疗法则。这段论述启发了后世汗、吐、下、和、温、清、消、补八法的产生。

【原文】

其未满三日者，可汗①而已，其满三日者，可泄②而已。（《素问·热论》）

【注释】

①汗：指发汗。

②泄：一指泄热，一指泻下。

【按语】

本段论述了对于伤寒热病，如何正确地掌握并运用发汗和泄热的法度和使用时机。若未满三日，其邪尚在表，可予发汗，祛除邪气，使其病愈；若已满三日，邪已入里，可通过泄热、泻下法等治疗。

【原文】

视其虚实，调其逆从，可使必已矣。（《素问·热论》）

【按语】

通过观察脏腑虚实，治以补泻无差；通过调整经络逆从，使其气机升降如常，如此可使病愈。

【原文】

故治有取标而得者，有取本而得者；有逆取而得者；有从取而得者。故知逆与从，正行无问，知标本者，万举万当，不知标本，是谓妄行。夫阴阳逆从标本之为道也，小而大，言一而知百病之害，少而多、浅而博，可以言一而知百也。以浅而知深，察近而知远。言标与本，易而勿及。（《素问·标本病传论》）

【按语】

阴阳逆从、标本的治疗原则，可以使人们对于疾病的认识由小到大，从某一点出发，就可以知道各种疾病的害处，又可以由少到多、由浅到博，从一种疾病而推知多种疾病。以浅便能知深，察近便能知远。讲治标与治本的道理很容易理解，但要能真正掌握与运用，却是不容易做到的。

【原文】

谨察间甚，以意调之，间①者并行，甚②者独行。(《素问·标本病传论》)

【注释】

①间：一指病势轻缓，一指病症繁杂。

②甚：一指病势重笃，一指病症单一。

【按语】

要谨慎地观察病情的轻重，根据具体情况给以适当的治疗。病势轻缓者，可采用标本同治的方法治疗；病情危重者，应单治其标或单治其本，施效宏力专之药救治最紧急之病症，力图挽救其一线生机。

【原文】

治热以寒，温而行之；治寒以热，凉而行之；治温以清，冷而行之；治清以温，热而行之。(《素问·五常政大论》)

【按语】

本段论述了寒、热、温、凉病证的正治疗法及服药方法。一般而言，治疗热证当以寒药温服；治疗寒证当以热药凉服；治疗温证当用凉药冷服；治疗清证当用温药热服。

【原文】

帝曰：有毒无毒，服有约①乎？岐伯曰：病有久新，方有大小，有毒无毒，固宜常制矣。大毒②治病，十去其六；常毒治病，十去其七；小毒治病，十去其八；无毒治病，十去其九。谷肉果菜，食养尽之，无使过之，伤其正也。不尽，行复如法，必先岁气，无伐天和，无盛盛③，无虚虚④，而遗人天殃，无致邪，无失正，绝人长命。(《素问·五常政大论》)

【注释】

①服有约：指在药物服用方面的约束、规矩或注意事项。

②大毒：此处指性味偏盛之药，并非指毒性强烈的药。

③盛盛：实证用补法，使其邪气更盛。

④虚虚：虚证用泻法，使其正气更虚。

【按语】

临床诊疗过程中，医者应当权衡患者所感病邪之轻重，并根据药性的峻猛程度，决定方药的大小及使用的疗程。攻邪不可过剂，尤其是作用猛烈的药物，应留有余地，一旦病邪已衰，即当停止用药，以除病而不伤正为度。此外，还可结合食疗，随五脏所宜而进食谷肉果菜，帮助患者康复。扶正祛邪，避免盛其盛、虚其虚的误治，才能取得良好疗效，并保护好人体的正气。

【原文】

黄帝问曰：妇人重身①，毒之②何如？岐伯曰：有故③无殒④，亦无殒也。帝曰：愿闻其故何谓也？岐伯曰：大积大聚，其可犯也，衰其大半而止，过者死。（《素问·六元正纪大论》）

【注释】

①重（chóng）身：指妇女怀孕。身中有身，故曰"重身"。

②毒之：指峻利药。

③故：原因，此处指病因。

④殒：指伤害。

【按语】

本条文概括了孕妇患病之后的治疗用药原则，认为有是病应用是药，但必须谨慎，当病情好转时，当立即停药，不能用之太过，否则会对胎儿造成不良影响。

【原文】

木郁达①之，火郁发②之，土郁夺③之，金郁泄④之，水郁折⑤之，然调其气，过者折之，以其畏也，所谓泻之。（《素问·六元正纪大论》）

【注释】

①达：畅达也，此处指疏利理气的法则。

②发：发越也，此处指发散火邪的法则。

③夺：直取之也，此处指消导行滞的法则。

④泄：疏利也，此处指宣降肺气的法则。

⑤折：调制也，此处指调理脏腑、抑制其过的法则。

【按语】

本段论述了五运致郁为病的治疗原则，即按照五行、五脏的特性，采取相应的治法调理气机，使之运行恢复正常。

【原文】

谨察阴阳所在而调之，以平①为期，正者正治，反者反治。(《素问·至真要大论》)

【注释】

①平：平衡、协调之意，此处指阴平阳秘。

【按语】

本段指出中医治疗疾病的目的和手段在于调整阴阳，目标在于通过促进"阴阳自和"的自我调节机制，以达到"阴平阳秘"的状态。当疾病症状符合病情时，采用正治法，如"寒者热之""热者寒之""壮水之主以制阳光；益火之源以消阴翳"等；病情特殊、出现假象者，采用反治法，如"塞因塞用""通因通用"等。

【原文】

风淫于内，治以辛凉，佐以苦，以甘缓之，以辛散之。热淫于内，治以咸寒，佐以甘苦，以酸收之，以苦发之。湿淫于内，治以苦热，佐以酸淡，以苦燥之，以淡泄之。火淫于内，治以咸冷，佐以苦辛，以酸收之，以苦发之。燥淫于内，治以苦温，佐以甘辛，以苦下之。寒淫于内，治以甘热，佐以苦辛，以咸泻之，以辛润之，以苦坚之。(《素问·至真要大论》)

【按语】

本段首倡"六淫治则"，提出了风淫、热淫、湿淫、火淫、燥淫、寒淫证候治疗的组方用药性味配伍原则，于后世立法组方发挥了重要的指导作用。

【原文】

寒者热之，热者寒之，微①者逆之，甚②者从之，坚③者削之，客者除之，劳④者温之，结者散之，留者攻之，燥者濡之，急者缓之，散者收之，

损者温之，逸⑤者行之，惊者平之，上之下之，摩之浴之，薄⑥之劫之，开之发之，适事为故⑦。(《素问·至真要大论》)

【注释】

①微：指病势较轻，病情单纯。

②甚：指病势较重，病情复杂。

③坚：指坚硬有形一类病症，如癥瘕积聚等。

④劳：指身心过劳，气血耗损一类病证。

⑤逸：指停留，滞塞。

⑥薄：有逼迫之意，如病邪隐伏，宜迫之外出。

⑦适事为故：指选用哪种治疗方法，以适应病情为准。

【按语】

本段详述了正治的基本原则及具体治法。正治，指治疗用药的性质、作用趋向违逆疾病证象的治疗方法，适用于病变较轻，病情单纯，疾病表象与本质相一致的情况。

【原文】

诸寒之而热者取之阴，热之而寒者取之阳，所谓求其属①也。(《素问·至真要大论》)

【注释】

①属:《说文解字》:"连也"。此处指连接病症的根本所在。

【按语】

对于"取之阳""取之阴"的理解，历代医家观点不一，但大多推崇王冰着眼阴阳，"壮水之主以制阳光；益火之源以消阴翳"的解释，即所谓治病求本之法。

【原文】

调气之方，必别阴阳，定其中外，各守其乡。内者内治，外者外治，微者调之，其次平之，盛者夺之，汗之下之，寒热温凉，衰之以属，随其攸利，谨道如法，万举万全，气血正平，长有天命。(《素问·至真要大论》)

【按语】

由本段描述可见，在《黄帝内经》时代，调气已被明确地认为是一种重要的治则，并且演绎出了相当复杂和精细的具体治法，统领调、平、夺、下、散、攻、行等具体治法。

【原文】

黄帝曰：刺婴儿奈何？岐伯曰：婴儿者，其肉脆、血少、气弱。刺此者，以毫针浅刺而疾拔针，日再可也。（《灵枢·逆顺肥瘦》）

【按语】

本节提出了婴儿针刺的方法。婴儿有肉脆、血少、气弱的生理特点，对婴儿实施针刺治疗，必须使用毫针，浅刺、快速出针，可以一日针刺两次。

【原文】

病在胸膈以上者，先食后服药；病在心腹以下者，先服药而后食；病在四肢血脉者，宜空腹而在旦；病在骨髓者，宜饱满①而在夜。（《神农本草经·序录》）

【注释】

①饱满：指饱食。

【按语】

掌握正确的药物喂服方法十分重要。一般来说，病在上焦者，宜食后服药；病在下焦者，宜食前服药；病在四肢血脉者，宜空腹而晨服；病在骨髓者，宜餐后而在晚夜间服。此外，凡调理补益之丸、膏剂，可在清晨空腹或临睡前吞服或温服；凡泻下药或驱虫药，宜空腹服；凡消食导滞之药，宜餐后服；凡安神药，宜临卧服；凡对胃肠有刺激之药，宜餐后服；急性重病，不拘时服；慢性病，应按时服。

【原文】

问曰：上工①治未病，何也？师曰：夫治未病②者，见肝之病，知肝传脾，当先实脾，四季脾王③不受邪，即勿补之。中工④不晓相传，见肝之病，不解实脾，惟治肝也。（《金匮要略·脏腑经络先后病脉证》）

【注释】

①上工：指医术高明的医生。

②未病：指还没有出现病变，但有可能通过病邪的传变而发生病变的脏腑。

③四季脾王：王，通"旺"。四季脾王，指在农历三、六、九、十二各月月末的

18天里，脾气比较充盛。

④中工：指医术中等的医生。

【按语】

本条以"肝病实脾"为例，说明若是见到肝病，便应预测到很可能影响到脾脏，应当预先固护好脾气，肝脾同治。以此作为对已病防传治未病的示范，强调五脏相关的整体思想、五行生克制化理论和治未病思想的重要性。

【原文】

夫病痼疾①，加以卒病②，当先治其卒病，后乃治其痼疾也。(《金匮要略·脏腑经络先后病脉证》)

【注释】

①痼(gù)疾：指久治难愈的疾病。

②卒病：指新病、急病。

【按语】

本条论述新久同病时的先后缓急治则。若是在原有慢性难治病情况下，又患了新病、急病，一般应先治新病、急病，而后再去治疗慢性久病。

【原文】

病痰饮者，当以温药和之。(《金匮要略·痰饮咳嗽病脉证并治》)

【按语】

痰饮属于阴邪，非温不化。痰饮病应当用温性药来治疗。

【原文】

衄家不可汗……亡血不可发其表，汗出即寒栗而振。(《金匮要略·惊悸吐衄下血胸满瘀血病脉证治》)

【按语】

汗血同源，出血性疾病不可以用汗法治疗。失血的患者不能使用发汗解表法，出了汗就更易造成亡阳而出现畏冷寒战的症状。

【原文】

小儿气血脆弱，病易动变，证候百端。若见其微证，即便治之，使不成众病。故谓之百病也，治之若晚，其病则成。(《诸病源候论·小儿杂病

诸候·百病候》)

【按语】

小儿脏腑娇嫩，气血柔弱，发病容易，传变迅速。必须见微知著、审察于早期，及时诊治，措施得当，则不致百病丛生。

【原文】

今以方证同条，比类相附，须有检讨，仓卒易知。(《千金翼方·伤寒》)

【按语】

"方证同条"是孙思邈对其所见《伤寒论》"证"与"方"分开编排的方式进行重新整理的方法，认为这样编排，如果需要检索有关的治方及其相应病证，可以很快查及。后世由此引申为"方证相应"的辨证体系，有是证用是方，证以方名，方随证立。

【原文】

治湿之病，不下小便，非其法也。(《黄帝内经素问·至真要大论》)

【按语】

王冰注《黄帝内经素问·至真要大论》："湿气所淫，皆为肿满，但除其湿，肿满自衰"时提出这一治疗原则，《三因极一病证方论·伤湿叙论》又表述为："治湿不利小便，非其治也"为历代所推崇。

【原文】

凡小儿之病与大人不殊，惟用药分剂差小耳。除别立专治小儿门编次外，有未详尽处，可于大人方中推类酌量用之。(《圣济总录·叙例·小儿》)

【按语】

本段提出小儿的用药剂量应小于大人，除儿科专列方之外，可以按大人剂量相应减量应用。

【原文】

渍浴法，所以宣通形表，散发邪气。盖邪之伤人，初在肌表，当以汗解。若人肌肉坚厚，腠理致密，有难取汗者，则服药不能外发。须藉①汤

浴，疏其汗空②，宣导外邪，乃可以汗。《内经》所谓"其有邪者，渍③形以为汗"是也。(《圣济总录·治法·渍浴》)

【注释】

①藉：同"借"，借助。

②汗空：即"汗孔"。

③渍(zì)：浸泡。

【按语】

渍浴法，即取药液浸渍、洗浴的疗法，有宣通肌腠、发散邪气的作用，属于外治法的范畴。如果有患者服药难以取汗，可以采用药液渍浴法，对于疏表发汗散邪可能取效。

【原文】

因药之性，资火之神，由皮肤而行血脉，使郁者散，屈者伸，则熨引为力多矣。(《圣济总录·治法·熨引》)

【按语】

熨引法，热熨与导引的治法。熨引法通过药性与加热的协同作用，加上导引治法，常用于肢体关节经筋类疾病，有利于血脉畅行、肢体关节屈伸。如《素问·血气形志篇》说："病生于筋，治之以熨引"。《素问·玉机真脏论》说："或痹不仁肿痛，当是之时，可汤熨及火灸刺而去之"。

【原文】

视病之新久虚实，虚则补母，实则泻子。(《小儿药证直诀·脉证治法·五脏所主》)

【按语】

钱乙遵从《难经·六十九难》"虚者补其母，实者泻其子"之说，以五脏母子相生相克理论指导儿科五脏虚实证的治疗。

【原文】

小儿易虚易实，下之既过，胃中津液耗损，渐令疳瘦……故小儿之脏腑柔弱，不可痛击，大下必亡津液而成疳。(《小儿药证直诀·脉证治法·诸疳》)

【按语】

钱乙重视小儿脾胃。他认为小儿患病后易虚易实，若是过用下法，耗损胃中津液，则会渐生疳证。警告对小儿脏腑柔弱之体，不可以攻下过度，否则必然会因津液消亡而形成疳证。

【原文】

小儿易为虚实，脾虚不受寒温，服寒则生冷，服温则生热，当识此勿误也。(《小儿药证直诀·脉证治法·虚实腹胀》)

【按语】

本段告诫治疗小儿疾病要及时正确谨慎，掌握其易虚易实的病理特点，脾常不足的生理特点，过服寒凉药物易损伤阳气产生虚寒病证，过服温热药物易损伤阴分而产生内热病证。

【原文】

凡病先虚，或下之，合下者，先实其母，然后下之。假令肺虚而痰实，此可下。先当益脾，后方泻肺也。(《小儿药证直诀·脉证治法·杂病证》)

【按语】

本段提出对于虚证若需要用泻下法的，应该先实其母脏，然后泻其子脏。例如肺虚痰实证，其痰实当用下法，但应当先实其母脏脾，然后再泻其子脏肺的痰实证，方不至于损伤其肺脾之气。这就是"虚则补其母，实则泻其子"的治疗方法。

【原文】

热证疏利或解化后，无虚证，勿温补，热必随生。(《小儿药证直诀·脉证治法·杂病证》)

【按语】

钱氏认为经疏利、解化诸法治疗后热证已解，但若无虚证证象，不可随意施用温补治法，以免其死灰复燃。

【原文】

东都张氏孙九岁，病肺热。他医以犀、珠、龙、麝、生牛黄治之，一月不愈。其证嗽喘闷乱，饮水不止，全不能食……小儿虚不能食，当补脾，候饮食如故，即泻肺经，病必愈矣。服补脾药二日，其子欲饮食，钱以泻白散泻其肺，遂愈。(《小儿药证直诀·记尝所治病二十三证》)

【按语】

本案为钱氏治疗前医误治的"嗽喘"肺热脾虚证，先实其脾、然后泻其肺的医案，为"虚则补母，实则泻子"的治验实例。

【原文】

又治小儿之法，必明南北禀赋之殊，必查土地寒温之异，不可一同施治。(《小儿卫生总微论方·医工论》)

【按语】

本条文强调对于小儿病的治疗，当因地处南北的禀赋不同而异、因地理气候的寒温而异，不可一概而论、同样施治。

【原文】

风、寒、暑、湿之气，入于皮肤之间而未深，欲速去之，莫如发汗。(《儒门事亲·凡在表者皆可汗式》)

【按语】

张子和明确提出，凡是风、寒、暑、湿之气犯人，尚在表而未入里之时，都应该用发汗解表的方法祛邪外泄。

【原文】

药性既温则固养元阳，冷则败伤真气，是以脾土宜温，不可不知也。(《小儿病源方论·养子真诀·养子十法》)

【按语】

陈文中注重小儿生理上阳气不足和病理上易虚易寒的特点，在小儿各类疾病的治疗中，都强调必须时时顾护元阳与脾土。

【原文】

凡药在上者，不厌频而少；在下者，不厌顿而多。少服则滋荣于上，多服则峻补于下。(《珍珠囊补遗药性赋·总赋·用药法》)

【按语】

本段论服药方法，认为上部病变用药，宜少量多次服，以使其得到滋荣；下部病变用药，宜多量而不计较服药次数，以使其得到峻补。

【原文】

大抵汤者，荡也，去大病用之；散者，散也，去急病用之；丸者，缓也，不能速去之，其用药之舒缓而治之意也。(《珍珠囊补遗药性赋·用药须知·用药丸散》)

【按语】

本段论述了汤剂、散剂、丸剂不同剂型的作用特点及应用指导。

【原文】

寒则温之，热则凉之，虚则壮荣，怯则益卫，惊用安神，结用微利。审详用之，不必过剂。(《活幼口议·议胎中受病诸证一十五篇·胎气》)

【按语】

初生疾病治则：温热驱其寒凉，寒凉清其热毒，壮荣血以补虚，益卫气以解怯，安心神以定惊，微下利以去积，此为常用六法。

【原文】

察病必须明表里，更详虚实在初分；恶攻喜补人皆信，谁识攻中有补存……所谓攻者，万病先须发散外邪，表之义也；外邪既去，而元气自复，即攻中有补存焉，里之义也。然察其表里虚实，尤在临机权变，毋执一定之规也。(《活幼心书·决证诗赋·及幼攻补》)

【按语】

小儿病情变化迅速，寒热虚实转化很快，在用药时要查明病因，辨明疾病表里、寒热、虚实的属性，了解脏腑功能失调的程度，掌握攻法、补法、攻补兼施各种治法使用的适当时机，明白祛邪即所以扶正的道理，临机权变，才能做到及时、正确、有效的治疗。

【原文】

善治痰者，不治痰而治气，气顺则一身之津液亦随气而顺矣。(《丹溪心法·痰十三》)

【按语】

本节提出了治痰与治气之间的先后关系。痰由多种原因所致，但总责之于脏腑功能失调，气机升降失常。故治气是治疗痰证的关键一环，从补气、化气、理气、降气着手，恢复机体正常的气化功能，使全身津液输布正常，痰证自除。

【原文】

治疗之法，大抵肝病以疏风理气为先，心病以抑火镇惊为急，脾病当温中消导，肺病宜降气清痰，肾病则补助真元，斯得其治法之大要也。(《婴童百问·五脏病证》)

【按语】

本段从五脏生理病理特点出发，凝练总结了五脏分治的常用法则，值得临床重视。

【原文】

凡痈疽已成，血气虚者，邪气深者，邪气散慢不能突起，亦难溃脓。或破后脓少、清稀，或坚硬不软，或虽得脓而根脚红肿开大，皆气血虚，邪气盛，兼以六淫之邪变生。诸症必用内托，令其毒热出于肌表，则易愈也。内托以补药为主，活血驱邪之药为臣，或以芳香之药行其郁滞，或加温热之药御其风寒。(《外科理例·内托二十八》)

【按语】

本段详述内托法的机理和应用，寓有"扶正达邪"之意。针对血气虚、邪气深的痈疽，采用补益气血和活血驱邪的药物，扶助正气，托毒外出，从而达到脓出毒泄，肿痛消退的目的。

【原文】

愚谓凡小儿在月内外者，调补之剂，每服亦不过二三匙。若表散攻伐之药，则每服只可匙许而已，过多则反伤元气。余当量大小、虚实加减。若乳母之疾致儿为患，当治母为主，子少服之。(《保婴金镜录·论初生用药》)

【按语】

初生小儿患病，服药数量不可太多，每服补药以二、三匙（约20mL）、解表与攻伐药以匙许（约10mL）为宜。若是乳母之病传于小儿，则当以乳母治病服药为主，只给婴儿少量服药。

【原文】

实则调治心肝，虚则调补脾肺，二者别之，尽其状矣。(《保婴撮要·心脏》)

【按语】

本段为《保婴撮要》论心病证治要领时所言，认为心病实证多属心肝有余，治以泻法为主；心病虚证多属肺脾不足，治以补法为主。

【原文】

脾喜温而恶寒，胃喜清凉而恶热，喜恶不同，故难拘于一法也。盖脾胃属土，居中以应四傍。其立法也，必四气俱备，五味调和而后可。四气者，谓寒、热、温、凉也。五味者，谓酸、苦、甘、辛、咸也。辛甘温热为阳，酸苦咸寒为阴，气味合而服之，谓之阴阳相济，得其中和之法也。如偏热则伤胃，偏寒则伤脾，非中道也。(《万氏家藏育婴秘诀·脾脏证治》)

【按语】

脾胃的喜恶特点不同，脾喜温而恶寒，胃喜清凉而恶热，治疗用药必须顺应其特点，不可拘于一法。立法选药，应当注意四气、五味的适当配合，药勿过于偏热、偏寒，取阴阳相济的中和之法为好。

【原文】

又有一脏之病而传别脏者，谓之兼证，当视标本之缓急而治之。先见病谓之本，后见病谓之标，急如大小便不通，或吐泻不止，或咽喉肿痛，饮食不入，或心腹急痛之类，虽后得之，当先治之，故曰急则治其标也。如无急证，只从先得之病治之，以后病之药随其证而治加之，所谓缓则治其本也。(《万氏家藏育婴秘诀·肾脏证治》)

【按语】

万氏详细阐述了脏腑标本缓急治法：一般而言，先病为本、后病为标，先治其本、后治其标。但若后见病为急症，譬如二便不通、吐泻不止、咽喉肿痛、饮食不入、心腹急痛等，则当先治其标。如非急证，则仍当先治先得病，适当加入治后得病的药物，这就是"缓则治其本"。

【原文】

小儿纯阳之体，阴阳不可偏伤。(《万氏秘传片玉心书·小儿治法》)

【按语】

本段论述表明，万氏对于小儿纯阳之体的理解，应为阳气不足，实为阴阳皆不足，所以提出治疗时两者均不可偏伤。

【原文】

大抵婴儿易为虚实，调理但取其平，补泻无过其剧。尤忌巴豆，勿犯金石。辛热助气以耗阴，苦寒败阳而损胃。如逢实积，消之不可或缓；若遇虚赢，补之尤为至急。俄延少延，便成痨毙。(《万氏家传幼科指南心法·指南赋》)

【按语】

小儿为稚阴稚阳之体，阴阳二气均较稚弱，补泻用药均不可过度。患病之后虚实寒热的变化较成人为快，法当及时施治，且必须注意攻不伤正，补不留邪，热不动火，寒不损阳。

【原文】

大抵小儿易为虚实，调理但取其平，补泻无过其剂。(《幼科发挥·小儿正诀指南赋》)

【按语】

万氏强调小儿病理特点易虚易实，处方用药宜取平和之剂，补、泻皆不可过用。

【原文】

人以脾胃为本，所当调理。小儿脾常不足，尤不可不调理也。调理之法，不专在医，唯调乳母、节饮食、慎医药，使脾胃无伤，则根本常固矣。(《幼科发挥·脾所生病·调理脾胃》)

【按语】

本段提出人体以胃气为本，赖其滋养，而小儿脾胃薄弱，尤其需要注意调理。调理的方法，不仅仅在于医生，还需要调摄乳母、调节饮食、慎用医药，这样才能避免脾胃受到不必要的伤害，固护后天之本。

【原文】

医药者，儿之所以保性命者也。无病之时，不可服药。一旦有病，必请专门之良，老成忠厚者。浮诞之粗工，勿信也。如有外感风寒则发散之，不可过汗亡其阳也；内伤饮食则消导之，不可过下亡其阴也。小儿易虚易实，虚则补之，实则泻之，药必对证，中病勿过剂也。病有可攻者急攻之，不可喜补恶攻，以夭儿命。虽有可攻者，犹不可犯其胃气也。小儿用药，贵用和平，偏热、偏寒之剂，不可多服。如轻粉之去痰、硇砂^①之消积、硫黄之回阳，有毒之药，皆宜远之。(《幼科发挥·脾所生病·调理脾胃》)

【注释】

①硇（náo）砂：出自《唐本草》。功效消积软坚，破瘀散结。多作外用，或入丸、散，不入煎剂。

【按语】

万氏在前人基础上，归纳总结小儿治病用药规律如下：无病之时，不可服药；患病之后，也只需轻轻点拨，药证相应，中病即止，慎用猛药，避用毒药，并需时时固护脾胃。

【原文】

小儿久病，只以补脾胃为主，补其正气，则病自愈，宜养脾丸，加所病之药一二味在内服之。(《幼科发挥·脾所生病·调理脾胃》)

【按语】

万氏特别强调调理脾胃在儿科治疗中的重要性，此处以久病为例，主张以平补脾胃之气药味为主，少增一、二味他病治疗药物即可。

【原文】

至于脾胃属土，寄于四季，无定位，无从逆也，故于五味相济，四季均平，以中和为主，补泻亦无偏胜也。况脾喜温而恶寒，胃喜清而恶热，偏寒偏热之气，因不可以专用，而积温成热，积凉成寒，虽温平、凉平之药，亦不可以群聚久服也。(《幼科发挥·脾所生病·调理脾胃》)

【按语】

本节指出，调治脾胃当以中和为主。因脾喜温而恶寒、胃喜清而恶热，偏寒偏热之气皆不可专用，以免妄伐后天之本，即使温平、凉平之药亦不可多用、久服。

【原文】

大凡治病，药用依时，方随病制；寒热温凉，性各不一；宣通补泻，贵乎得宜……辨风土……按时令……守经……用权……芽儿当下即下……（《婴童类萃·凡例》）

【按语】

王大纶强调药用依时，方随病制，寒热温凉、宣通补泻贵乎得宜。并从"辨风土""按时令""守经""用权""芽儿当下即下"等方面具体阐述了其对小儿治病用药的心得体会。

【原文】

有形之血，不能速生；几微之气，所当急固。（《医贯·阴阳论》）

【按语】

赵献可《医贯·阴阳论》在"失血暴甚欲绝者，以独参汤一两顿煎服"后提出了这一治疗原则，指急性失血危症抢救时，补气重于生血。这一论述后被表述为"有形之血不能速生，无形之气所当急固"成为血厥证的治则被历代推崇。

【原文】

治病之则，当知邪正，当权重轻。（《景岳全书·传忠录·论治篇》）

【按语】

本段指出，临床治疗的原则，要重视疾病发生、发展过程中的邪正消长盛衰变化，权衡治疗用药的轻重。

【原文】

夫所谓调者，调其不调之谓也。凡气有不正，皆赖调和。如邪气在表，散即调也；邪气在里，行即调也；实邪壅滞，泻即调也；虚羸困惫，补即调也……正者，正之；假者，反之。必清必净，各安其气，则无病不除，是皆调气之大法也。《景岳全书·杂证谟·诸气·论调气》

【按语】

气机紊乱，百病乃生。张介宾对调气法的论述颇为详尽，认为调气法不仅指调畅气机，也包括调补虚损之气，即所谓调其不调、调其不正之气皆属调气法的范畴。

【原文】

且其脏气清灵，随拨随应，但能确得其本而撮取之，则一药可愈，非若男妇损伤、积瘤、痼顽者之比……必其果有实邪，果有火证，则不得不为治标。然治标之法，宜精简轻锐，适当其可，及病则已，毫毋犯其正气，斯为高手。但见虚象，便不可妄行攻击，任意消耗。若见之不真，不可谓姑去其邪，谅亦无害。不知小儿以柔嫩之体，气血未坚，脏腑甚脆，略受伤残，萎谢极易，一剂之谬尚不能堪，而况其甚乎！矧^①以方生之气，不思培植而但知剥削^②，近则为目下之害，远则遗终身之羸，良^③可叹也。凡此者，实求本之道，诚幼科最要之肯綮^④。(《景岳全书·小儿则·总论》)

【注释】

①矧（shěn）：何况，况且。

②剥削：指摧残。

③良：实在。

④肯綮（qìng）：指筋骨结合的地方，此处作关键解。

【按语】

小儿脏气清灵，随拨随应，只要治疗对证，病情好转的速度常较成人、妇人快，疾病治愈的可能性亦较成人大。在治疗小儿病时，治标证处方用药应力求精简，以"药味少、剂量轻、疗效高"为基本原则，中病则止，避免过用攻法而损伤正气甚至危及生命。

【原文】

小儿气血未充，而一生盛衰之基，全在幼时。此饮食之宜调，而药饵尤当慎也……夫有是病而用是药，则病受之矣；无是病而用是药，则元气受之矣。(《景岳全书·小儿则·药饵之误》)

【按语】

古代医家对小儿合理用药非常重视。张介宾的这段论述强调：小儿饮食宜调，药饵当慎。有其病用其药可以治其病，若无其病用其药就会损伤小儿元气了。

【原文】

故善补阳者，必于阴中求阳，则阳得阴助，而生化无穷。善补阴

者，必于阳中求阴，则阴得阳升，而源泉不竭。（《景岳全书·新方八阵·补略》）

【按语】

治疗时要注意阴阳互根的道理。在补阳药中适当佐以补阴药，便可以使阳气得到补阴药的资助而充分发挥生化的作用。在补阴药中适当佐以补阳药，便可以使阴分得到补阳药的升发而不断发挥滋补的作用。

【原文】

和方之制，和其不和者也。凡病兼虚者，补而和之。兼滞者，行而和之。兼寒者，温而和之。兼热者，凉而和之，和之为义广矣。亦犹土兼四气，其于补泻温凉之用，无所不及，务在调平元气，不失中和之为贵也。（《景岳全书·新方八阵·和略》）

【按语】

本段论述了"和法"的广义内涵以及临床应用，包括补而和之、行而和之、温而和之、凉而和之等。和之义一，而和之治法变化无穷。比如脾土有虚、实、寒、温证，治则有补、泻、温、凉之用，以使之调平，则使脾土不失其中和之性也。

【原文】

婴儿初生先两肾。未有此身，先有两肾，故肾为藏府之本，十二脉之根，呼吸之本，三焦之源，而人资之以为始者也。故曰先天之本在肾。（《医宗必读·医论图说·肾为先天本脾为后天本论》）

【按语】

本段提出了"肾为先天之本"的理论观点，以其为脏腑之本、十二经脉之根、呼吸之本、三焦之源，而人资之以为始者加以论证。

【原文】

凡肝得病，必先察其肺肾两脏，知其病之所因，方可治疗。盖肾者肝之母，金者木之贼，今肝之得病，若非肾水不能相生，必是肺金鬼来相攻，不得不详审而求之。故其来在肺，先治其肺，攻其鬼也；其来在肾，先治其肾，滋其根也，然后审肝家本脏之虚实而治之。（《幼科折衷·五脏补泻之法论》）

【按语】

本段根据五行五脏相生相克理论，以肝病为例，从本脏虚实出发，详细论述了肝病治肺、肝病治肾的机理。

【原文】

殊不知承气本为逐邪而设，非专为结粪而设也。(《温疫论·注意逐邪勿拘结粪》)

【按语】

吴有性指出，温病的治疗关键在于通腑泻火，使邪有去路，从下而泄，所谓"扬汤止沸，莫如釜底抽薪"。而通腑不必拘于要有结粪，只要大便不是稀溏即可。承气汤类方并非专门用以通便，更重要的是把下法引申作为祛邪的重要方法和途径之一。

【原文】

凡欲补脾，则用白术；凡欲运脾，则用苍术；欲补运相兼，则相兼而用。如补多运少，则白术多而苍术少；运多补少，则苍术多而白术少。(《本草崇原·苍术》)

【按语】

张志聪论白术与苍术的功效差异，白术功擅补脾、苍术功擅运脾。由此提出二者单用或合用，以及欲补多运少、运多补少时的不同用法。这段论述成为苍术为运脾主药的理论根据。

【原文】

汤剂为难，推拿较易。以其手足，联络脏腑，内应外通，察识详备。男左女右，为主看之。先辨形色，次观虚实，认定标本，手法祛之，寒热温凉，取效指掌。四十余穴，有阴有阳。十三手法，至微至妙。审症欲明，认穴欲确，百治百灵，万不失一。(《幼科推拿秘书·赋歌论诀秘旨·保婴赋》)

【按语】

骆如龙推崇在儿科应用推拿疗法。小儿的手足通过经络联络脏腑、内外，临床可以在辨形色、观虚实、定标本的基础上认病识证，采用推拿手法治疗。他详细论述了小儿推拿常用的 40 余穴、13 种手法，认为只要审症明确、认穴准确、手法运用得当，就一定能收到良好的疗效。

【原文】

头为诸阳之首，面为五脏之精华，十指联络于周身之血脉。穴不真则窍不通，窍不通则法不灵……手法明焉，百病除焉。（《幼科推拿秘书·穴象手法·穴道图象》）

【按语】

小儿推拿主要采用头面部、手部的穴位，其机理在于头为诸阳之首、面为五脏精华、十指联络于周身之血脉。所以，只要取穴、手法正确，就能取得好的疗效。

【原文】

总要先观儿虚实，而手法推之数目，即一定之。一岁三百，不可拘也。（《幼科推拿秘书·穴象手法·手法秘旨》）

【按语】

关于推拿施术手法次数的多寡，应根据患儿年龄大小、体质强弱及病证虚实灵活掌握。适当的次数能使疾病向愈，次数过少则效微，次数过多则无益。通常 1 岁儿童每穴推拿 300 次，但也不必拘执。一般而言，儿大、体强、证实者，手法次数宜多，施泻法；儿小、体弱、证虚者，手法次数宜少，施补法。

【原文】

治病不可关门杀贼。脏腑之病，必有贼邪，或自外至，或自内成。祛贼不寻去路，以致内伏，是谓闭门杀贼。如伤寒贼由外入，法宜表散；心火贼自内成，清利为先。是知降心火而不利小便，除肺热而不引大肠，治风热而不发表药，夹食而不导消，痢初起而不通利，疟始发而遽用截方，凡此皆闭门之弊。不第不能杀贼，而五脏六腑，无地不受其蹂躏，则闭门之害，可胜道哉。凡有心幼科者，又不可不知也。（《幼科铁镜·治病不可关门杀贼说》）

【按语】

本段强调治病不可关门杀贼，必须察其邪之来路，治之以驱邪使有去路。若是闭门留邪，则五脏六腑必受其害。

【原文】

治病不可开门揖盗。若脏腑有虚，外虽伤感，误为表散分利，惹来别症，是谓开门揖盗。试以脾虚作泻论之，脾虚惟恐补之不及，一用分利，则正气日下，而脾愈伤，便来脾慢之症。(《幼科铁镜·治病不可开门揖盗说》)

【按语】

本段强调在脏腑虚损的情况下，万不可误用表散、分利的方法开门揖盗，否则容易招致他症。

【原文】

人禀天地阴阳之气以生，父母精血之形以成，甫离胞胎，腑脏之形未充，阴阳之气已立。此形此气，赖乳为先，间有小疾，多属本气不和，不宜妄投以药，即药亦当调其本气；若概以发散、消痰、清热之药投之，非惟无益，反害之矣。(《医学真传·婴儿》)

【按语】

小儿甫离母体，形气未充，不可随便用药。若是有小毛病，也应当以扶助其元气为主，如果一概采用发散、消痰、清热之类药物攻邪，则不但无益，反而损伤小儿正气，造成对机体的伤害。

【原文】

夫婴儿者，犹物之初生萌芽也，肠细胃小，藉有形之乳食，养无形之气机，毋容绝也。即曰乳食太过，乍有壅滞，须知一周不食，胃亦空矣，一剂消食，滞已行矣。平人饮食入胃，传化无停，一日数餐，次日皆传道而出。至饲乳小儿，则随食随消，传化尤速；若绝养胃之乳，复投以戕胃之药，施于无病之儿亦病，况已病乎！(《医学真传·婴儿》)

【按语】

婴儿肠胃脆薄，不耐戕伐，而生长发育旺盛，水谷精微需求较大，调节乳食必须适度，伤胃药物不可滥用，应时时注意调养脾胃。

【原文】

而论治病之方，则又以汗、和、下、消、吐、清、温、补八法尽之。(《医学心悟·医门八法》)

【按语】

中医内治八法，是清代程国彭基于八纲辨证，根据历代医家对于治法的归类，并结合自身的临证经验总结而来。其影响深远，沿用至今。

【原文】

一法之中，八法备焉。八法之中，百法备焉。(《医学心悟·医门八法》)

【按语】

单一治法往往不能适应复杂的临床病情，虽然基本的治法是八法，但每一治法中都还包含有多种治法，八法的配合运用，如消补兼施、汗下并用等，更能衍生出许许多多的治法。

【原文】

大凡看法，卫之后方言气，营之后方言血。在卫汗之可也，到气才宜清气。入营犹可透热转气，如犀角、元参、羚羊等物。入血就恐耗血动血，直须凉血散血，如生地、丹皮、阿胶、赤芍等物。否则，前后不循缓急之法，虑其动手便错，反致慌张矣。(《温热论·卫气营血看法》)

【按语】

叶桂吸取前人经验，结合自己的临床实践，创立了温病学卫气营血的辨证方法及治疗原则，为温病的分期辨证治疗建立了纲领。

【原文】

面色苍者，须要顾其津液，清凉到十分之六、七，往往热减身寒者，不可便云虚寒而投补剂，恐炉烟虽息，灰中有火也。(《温热论·论湿邪》)

【按语】

叶桂与钱氏所论相同，都讲求慎用温补，以防温病余热未清而助火再燃。

【原文】

初诞之儿，未可轻药。盖无情草木，气味不纯，原非娇嫩者所宜。且问切无因，惟凭望色。粗疏之辈，寒热二字且不能辨，而欲其识证无差，未易得也。凡有微疾，不用仓忙，但令乳母严戒油腻荤酒，能得乳汁清和，一二日间，不药自愈。所谓不药为中医，至哉言也……药性不同，见识各异，娇嫩肠胃，岂堪此无情恶味扰攘于中！不必病能伤人，而药即可以死之矣。(《幼幼集成·初生护持·勿轻服药》)

【按语】

药性皆偏，不可妄投。滥施补益，易损脾碍胃，或致闭门留寇；无辜攻伐，损阳戕正，而初诞之儿脏腑娇嫩，何堪此击！故初生用药之要在于无病不可服药，轻病宜先行调摄而后予药治，重病切忌日易数医、杂药乱投。

【原文】

夫人有生，惟此一气，易亏难复，何可轻耗？(《幼幼集成·初生护持·勿轻服药》)

【按语】

陈复正特别重视保护小儿元气，告诫我们不可以轻率服药损伤此气，否则元气易于受到损伤而难以恢复。

【原文】

斯能补救当代赤子元气于后天，便亦培植后代赤子元气于先天，而寿世于无疆矣！(《幼幼集成·初生护持·勿轻服药》)

【按语】

元气对于小儿极其重要，应当在先天之时便精心培植，如果先天不足则必须在后天悉心补救，这样才能保证小儿健康长寿。

【原文】

夫饮食之积，必用消导。消①者，散其积也；导②者，行其气也。脾虚不运，则气不流行；气不流行，则停滞而为积。或作泻痢，或成癥痞，以致饮食减少，五脏无所资禀，血气日愈虚衰，因致危困者多矣，故必消而导之，轻则和解常剂，重必峻下汤丸。(《幼幼集成·食积证治》)

【注释】

①消：指内消、化除。

②导：指通导、下行。

【按语】

食积为儿科常见病，治疗必须用消积、导滞的方法。脾虚者运化失职、气机不畅，更容易造成饮食不化而停滞为积，日久五脏失养、血气虚衰，就会发展至病情危重。

【原文】

人禀天地之气以生，故其气体随地不同。西北之人，气深而浓，凡受风寒，难于透出，宜用疏通重剂；东南之人，气浮而薄，凡遇风寒，易于疏泄，宜用疏通轻剂。又西北地寒，当用温热之药，然或有邪蕴于中，而内反热，当用辛寒为宜；东南地温，当用清凉之品，然或有气邪随散，则易于亡阳，又当用辛温为宜。至交广①之地，则汗出无度，亡阳尤易，附桂为常用之品；若中州之卑湿，山陕之高燥，皆当随地制宜。(《医学源流论·治法·五方异治论》)

【注释】

①交广：三国时期东吴曾将所属之交州分为交、广二州，包括今之广东、广西、海南、云南南部和越南。

【按语】

本段论述了不同地区的地理环境会造成人体体质差异，发病情况及治疗反应皆有不同，故按地法方宜的观点，应当随病随地制宜选择相应性味的治疗用药。

【原文】

芽儿脏气未全，不胜药力，周岁内，非重症，勿轻易投药，须酌法治之，即两三岁内，形气毕竟嫩弱，用药亦不可太猛，峻攻骤补，反受药累。(《幼科释谜·凡例》)

【按语】

婴幼儿临床需审慎用药。婴儿若非重症，勿轻易投药，需仔细斟酌使用治疗方法；幼儿依然形气嫩弱，用药也不可太猛，若是峻攻骤补，反而会因为用药不当而受累。

【原文】

儿病多由食积，固是要语，医家不可不知。然亦有禀受薄弱，或病后虚怯，其所生病，有全无食积者，不得以此语横亘心中，仍为消导。即或

有之，亦当扶正而使积自消。(《幼科释谜·凡例》)

【按语】

本段着眼于小儿脾常不足的生理特点，告诫虽然食积在儿科常见，但不能总是将此念念在心，若无食积不可用消导之药，即使是有食积者，也应取扶正健脾而消积。

【原文】

古人治幼儿，或专攻、或专补，或专凉、或专热，皆有偏处。是书宗旨一以中和当病为归，不敢偏于攻补凉热。(《幼科释谜·凡例》)

【按语】

沈金鳌批评在幼儿治疗时专攻、专补或专凉、专热偏执的治疗观念，认为以"中和当病"为好。

【原文】

治上焦如羽，非轻不举；治中焦如衡，非平不安；治下焦如权^①，非重不沉。(《温病条辨·杂说·治病法论》)

【注释】

①权：指秤砣。

【按语】

本段论述了三焦不同病位温病的基本治疗原则。治疗上焦病证宜选用轻清升浮的药物，用药剂量宜轻，煎煮时间宜短，服药方法宜少而频；治疗中焦病证，应参用平衡，正邪兼顾，补运兼施，升降相因，不使偏亢；治疗下焦病证，要注意使用重镇平抑、厚味滋潜之品，使之直达于下。

【原文】

其用药也，稍呆则滞，稍重则伤，稍不对证，则莫知其乡^①，捉风捕影，转救转剧^②，转去转远^③。(《温病条辨·解儿难·儿科总论》)

【注释】

①莫知其乡：指病情变化不测。

②转救转剧：指疾病越治越重。

③转去转远：指对疾病的诊治，与实际病情越离越远。

【按语】

吴瑭反对小儿用药过于呆补壅滞，或过于克伐伤正，这是针对小儿脾胃娇嫩易受损伤、脏气清灵随拨随应的生理病理特点提出的重要观点。儿科用药，一定要注意小儿的体质特点，洞悉病情的发展变化规律，处方用药及时而准确，勿留邪，不损正，固护胃气，维护生机，才不至于使疾病愈治愈重。

【原文】

无不偏之药，则无统治之方……用药治病者，用偏以矫其偏。以药之偏胜太过，故有宜用，有宜避者，合病情者用之，不合者避之而已。无好尚，无畏忌，惟病是从。医者性情中正和平，然后可以用药，自不犯偏于寒热温凉一家之固执，而亦无笼统治病之弊矣。(《温病条辨·解儿难·万物各有偏胜论》)

【按语】

药性皆偏，药物治病是以药之偏矫病之偏，但不可偏之过度，以切合病情为是。

【原文】

至于用药之法，宁勿药，毋过剂；宁轻，勿重；毋偏寒，毋偏热；毋过散，毋过攻。须遵《内经》"邪之所凑，其气必虚"之训，时以保护元气为主。知乎此，于婴儿诊治之道，思过半矣。至于虚寒、败症，则非峻用温补，不可挽回，毋得稍涉因循，致令不救，此又不可不知也。(《儿科醒·诊治法论》)

【按语】

《儿科醒》对于儿科用药提出了严格的要求，不可过分用药，须时刻注意保护元气，而对于虚寒重证、危亡急症，则必须急用温补重剂以抢救。

【原文】

治病之要，首当察人体质之阴阳强弱，而后方能调之使安……因其病虽同而人之体质阴阳强弱各异故也。(《医门棒喝·医论·人身阴阳体用论》)

【按语】

临床治疗，必须考虑到患者体质的阴阳强弱，以之作为治疗用药依据之一。了解小儿的体质状况，对于辨别证型、指导用药具有非常重要的作用。若能以病儿体质特征为立法用药的依据之一，立足于调整体内阴阳的偏颇，则多能令邪祛正安，使患儿恢复健康。

【原文】

小儿如嫩草木，克伐不可，补亦不易；草木方萌芽时，失水则死，伤水亦死，惟频频浇灌，如其量而止为宜。不特用药，即乳食皆当知节。（《医述·幼科集要·纲领》）

【按语】

小儿脏腑娇嫩，不堪克伐，不耐滋补，处方用药及乳食喂养皆应特别注意适可而止。

【原文】

五脏藏精不泻，满而不能实，故以守为补焉；六腑传化不藏，实而不能满，故以通为补焉。（《类证治裁·内景综要》）

【按语】

林珮琴在《素问·五脏别论》"五脏者，藏精气而不泻也，故满而不能实""六腑者，传化物而不藏，故实而不能满"论述的基础上，进一步提出了五脏"以守为补"、六腑"以通为补"的治疗原则。

【原文】

外治之理，即内治之理；外治之药，亦即内治之药，所异者法耳。医理药性无二，而神奇变幻……外治必如内治者，先求其本，本者何，明阴阳、识脏腑也。（《理瀹骈文·略言》）

【按语】

吴师机作为中医外治大家，对外治法提出了一系列理论论述及大量外治方药。他认为，外治与内治只是给药方法不同，其疗效机理与用药药性并无区别。而外治法包含的种种治疗方法则可以衍生出无穷的变化、产生神奇的疗效。

【原文】

矧[①]上用嚏，中用填，下用坐，尤捷于内服。（《理瀹骈文·略言》）

【注释】

①矧（shěn）：况且。

【按语】

上、中、下部各种外治给药方法，其方便应用，快于内服给药方法。上焦疾病多发壅塞，宜用嚏法，如中药烟熏、芳香佩戴、滴鼻给药等，通利开窍，宣发腠理。中焦疾病多发滞涩，宜用填法，以芳香类药物罨脐敷脐，宣发气机。下焦疾病多发虚损，宜用坐法，取药液或坐浴、或泡脚，导而下之，引而竭之。

【原文】

膏中用药味，必得通经走络、开窍透骨、拔病外出之品为引，如姜、葱、韭、蒜、白芥子、花椒及槐、柳、桑、桃、蓖麻子、凤仙草、轻粉、山甲之类，要不可少，不独冰、麝也。(《理瀹骈文·略言》)

【按语】

膏剂组方用药，宜用气味俱厚者，并取能通经走络、开窍透骨、拔病外出之品为引，方能发挥较好的疗效。

【原文】

用水一二杯煎药。性温热者，食乳前服；性寒凉者，食乳后服；性和平者，随时服之。不必拘定可也。(《小儿病·小儿病自己诊断法·小儿服药法》)

【按语】

关于小儿服药时间，茹十眉指出：若药性温热，可餐前服用；若药性寒凉，可餐后服用；若药性平和，可不必拘时。

第十章 胎养胎教

【原文】

男女同姓，其生不蕃^①。（《左传·僖公二十三年》）

【注释】

①蕃（fán）：指繁衍、繁殖。

【按语】

我国春秋时期的《左传》已经认识到男女同族结成夫妻，生育的后代不能繁衍。近亲之间，血缘相近，若有某种遗传缺陷，往往使后代遗传性疾病的发生率大大增加，也可能产生伦理方面的问题。为此，现代我国婚姻法明文规定："直系血亲和三代以内旁系血亲禁止结婚。"

【原文】

故君子慎始也。《春秋》之元，《诗》之《关雎》，《礼》之冠昏^①，《易》之乾巛^②，皆慎始敬终云尔。

素诚繁成^③。谨为子孙娶妻嫁女，必择孝悌世世有行义者。如是，则其子孙慈孝，不敢淫暴，党^④无不善，三族^⑤辅之。故曰：凤凰生而有仁义之意，虎狼生而有贪戾之心，两者不等，名以其母。（《大戴礼记·保傅》）

【注释】

①冠昏：即"冠婚"，《仪礼》的士冠礼和士婚礼。

②乾巛（chuān）：同"乾坤"，指乾卦和坤卦。

③素诚繁成：指婚礼向来注重诚敬，以致子孙繁衍。

④党：类，指亲族。

⑤三族：指父族、母族、妻族（《大戴礼记》卢辩注）

【按语】

本段以凤凰和虎狼作比喻，说明个体的品性对于子孙后代的影响，建议选择孝悌和行义之人作为婚姻伴侣，以培养出慈孝、正直的后代。

【原文】

周后妃任①成王于身，立而不跛②，坐而不差③，独处而不倨④，虽怒而不詈⑤，胎教之谓也。（《大戴礼记·保傅》）

【注释】

①任：同"妊"，指怀孕。

②跛（qǐ）：指抬起脚后跟站着。

③差：指身子歪斜。

④倨（jù）：傲慢，不恭敬。

⑤詈（lì）：骂。

【按语】

我国早在商周时期就已提出"胎教"，即通过孕妇妊娠期的保育措施使胎儿能得到先天良好的培育，以使小儿能够健康、聪慧、长寿。周后妃树立了胎教的首个范例，倡导孕妇应保持积极乐观的情绪和良好的生活习惯，给胎儿以良好的影响。

【原文】

古者妇人妊子，寝不侧，坐不边，立不跸①，不食邪味，割不正不食，席不正不坐，目不视于邪色，耳不听于淫声，夜则令瞽②诵诗道正事。如此则生子形容端正，才德必过人矣。故妊子之时，必慎所感。感于善则善，感于恶则恶。人生而肖万物者，皆其母感于物，故形音肖之。文王母可谓知肖化矣。（《古列女传·母仪传·周室三母》）

【注释】

①跸（bì）：泛指与帝王行止有关的事情，此处作站立时偏倚不正解。

②瞽（gǔ）：瞎眼。此处当闭眼讲。

【按语】

本段描绘了周文王之母妊娠期间注重生活起居和精神调摄的情况，展示了中国古代孕期保健的典范，建议孕妇姿势端正，饮食有节，精神内守，以诗书礼乐修身养性、陶冶情操，这样生出的孩子才能形容端正、才智过人。

【原文】

妊娠养胎，白术散主之。（《金匮要略·妇人妊娠病脉证并治》）

【按语】

"养胎"一词，首见于《金匮要略·妇人妊娠病脉症并治》，是孕妇为使胎儿获得良好的先天素质，而采取的养育措施。白术散是张仲景推荐的养胎药方。

【原文】

妇人怀胎，一月之时，足厥阴脉养；二月，足少阳脉养；三月，手心主脉养；四月，手少阳脉养；五月，足太阴脉养；六月，足阳明脉养；七月，手太阴脉养；八月，手阳明脉养；九月，足少阴脉养；十月，足太阳脉养。诸阴阳各养三十日，活儿。手太阳、少阴不养者，下主月水，上为乳汁，活儿养母。(《脉经·平妊娠胎动血分水分吐下腹痛证》)

【按语】

《脉经》是王叔和创作的医学著作，其中对于"逐月经脉养胎"的记载较为全面。认为在妇人怀孕的十个月中，每个月都有一条经脉在养胎过程中发挥重要的作用，为北齐名医徐之才的逐月养胎方奠定了基础，也为后人的养胎实践提供了宝贵的临床经验。

【原文】

妊娠三月，名始胎。当此之时，血不流，形像始化，未有定仪，见物而变。欲令见贵盛公主，好人端正庄严，不欲令见伛偻侏儒，丑恶形人及猿猴之类。无食姜兔，无怀刀绳……欲令子美好端正者，数视白璧美玉，看孔雀，食鲤鱼；欲令儿多智有力，则啖牛心，食大麦；欲令子贤良盛德，则端心正坐，清虚和一，坐无邪席，立无偏倚，行无邪径，目无邪视，耳无邪听，口无邪言，心无邪念，无妄喜怒，无得思虑，食无邪脔①，无邪卧，无横足，思欲果瓜，啖味酸，好芬芳，恶见秽臭。是谓外象而变者也，手心主养之。(《诸病源候论·妇人妊娠病诸候·妊娠候》)

【注释】

①脔（luán）：小块肉。

【按语】

"外象内感"理论在古代胎教学说中占有十分重要的地位，被广泛应用于古代的胎教实践中。本段提出孕妇要怡情养性，宁静乐观，喜怒哀乐适可而止。这种心态有助于保持气血顺畅，促进营卫调和，维持脏腑平衡，使母体和胎儿都能保持健康。相反，精神情绪的异常会导致脏腑气血功能的紊乱，不仅损害孕母的健康，也对胎儿产生不良影响。

【原文】

言此时普行此气，故云时气也。妊娠遇之，重者伤胎也。（《诸病源候论·妇人妊娠病诸候·妊娠时气候》）

【按语】

妊娠期间若是为时邪所感，可能对胎儿产生伤害。

【原文】

惟怀胎妊而夹病者，避其毒药耳。（《备急千金要方·妇人方·求子》）

【按语】

孕妇用药尤当审慎，可用可不用者以不用为宜，即便因病而必须用药，也应当尽量避免使用毒性药、破瘀药及攻逐药等，以免胎儿受其毒害。

【原文】

论曰：旧说凡受胎三月，逐物变化，禀质未定。故妊娠三月，欲得观犀象猛兽、珠玉宝物；欲得见贤人君子、盛德大师；观礼乐、钟鼓、俎豆[1]，军旅陈设，焚烧名香；口诵诗书、古今箴[2]诚；居处简静，割不正不食，席不正不坐；弹琴瑟，调心神，和情性，节嗜欲，庶事清净，生子皆良，长寿忠孝，仁义聪慧，无疾。斯盖文王胎教者也。

论曰：儿在胎，日月未满，阴阳未备，脏腑骨节皆未成足，故自初讫于将产，饮食居处，皆有禁忌。（《备急千金要方·妇人方·养胎》）

【注释】

①俎（zǔ）豆：原意为古代祭祀、宴飨时盛食物用的礼器，泛指各种礼器。后引申为祭祀和崇奉之意。

②箴（zhēn）：一种内容以规劝、告诫为主的文体。

【按语】

在孕妇妊娠期间，调畅情志对于促进母子身心健康和优生优育非常重要。孕妇应多接触美好的事物，注意"调心神，和情性，节嗜欲"，不过于思虑，不妄加喜怒，免遭七情过度的伤害，保证孕妇平静地度过妊娠期，胎儿得以在良好的先天环境中孕育成长。

【原文】

妊娠食雀肉、饮酒，令子心淫情乱，不畏羞耻。(《备急千金要方·妇人方·养胎》)

【按语】

孙思邈特别强调孕妇要避免饮酒，否则可能造成其生下的孩子精神行为异常。现代研究证实，酒精对精子和卵子均有损害作用，因此酒后受孕会增加胎儿出现宫内发育迟缓、畸形、死亡的风险，酒精还可以通过血液循环进入胎盘，对胎儿的神经系统发育产生负面影响，导致智力低下、认知障碍，甚至痴呆等问题。

【原文】

《千金》妊娠一月，名始胚，饮食精熟，酸美受御，宜食大麦，无食腥辛，是谓才正……又妊娠二月，名始膏，无食辛臊，居必静处，男子勿劳，百节①皆痛，是谓胎始结……又妊娠三月，名始胎，当此之时，未有定仪，见物而化，欲生男者操弓矢，欲生女者弄珠玑，欲子美好，数视璧玉，欲子贤良，端坐清虚，是谓外象而内感者也……又妊娠四月，始受水精，以成血脉，宜食稻粳，羹鱼雁，是谓成血气，以通耳目而行经络……又妊娠五月，始受火精，以成其气，卧必晏起②，沐浴浣衣，深其居处，浓其衣裳，朝吸天光，以避寒殃，其食稻麦，其羹牛羊，和以茱萸，调以五味，是谓养气，以定五脏……又妊娠六月，始受金精，以成筋，身欲微劳，无得静处，出游于野，数观走犬马，食宜鸷鸟猛兽之肉，是谓变腠理纫筋，以养其力，以坚背膂③……又妊娠七月，始受木精，以成骨，劳身摇肢，无使定止，动作屈伸，以运血气，自此后居处必燥，饮食避寒，常食粳稻，以密腠理，是谓养骨而坚齿……又妊娠八月，始受土精，以成肤革，和心静息，无使气极，是谓密腠理，光泽颜色……又妊娠九月，始受石精，以成皮毛，六腑百节，莫不毕备，饮食甘，缓带自持而待之，是谓养毛发，多才力……又妊娠十月，五脏俱备，六腑齐通，纳天地气于丹田，故使关节人神皆备，但俟时而生。(《外台秘要·妊娠随月数服药及将

息法一十九首》)

【注释】

①百节：全身关节的泛称。

②晏起：起床晚。

③膂（lǚ）：指脊梁骨。

【按语】

本段内容对孕妇妊娠各个月份的饮食宜忌、情绪状态、生活起居、言行举止等方面提出了具体的要求。其中如妊娠早期不要进食刺激性食物，可减轻妊娠反应；妊娠中期多进有营养的食品，有助于胎儿快速增长的需要；妊娠晚期要适当活动，以运血气，有利于顺利分娩等，均具有一定的临床参考价值。

【原文】

虽或气有不调，药石以攻而子不受弊者，养之有素故也。或者以妊娠母治，有伤胎破血之论。夫岂知邪气暴戾①，正气衰微，苟执方无权，纵而勿药，则母将羸弱，子安能保？上古圣人谓重身②毒之，有故无殒，衰其大半而止。盖药之性味本以药疾，诚能处以中庸，以疾适当，且知半而止之，亦何疑于攻治哉？又况胞胎所系，本于生气③之原，而食饮与药入于口而聚于胃，胃分气味散于五脏，苟非太毒駃剂④，岂能递达于胞胎耶？以谓母治则过之矣。(《幼幼新书·病源形色·胎中滋养》)

【注释】

①暴戾：残暴、凶狠。

②重身：指妇人怀孕。

③生气：生发和增强元气。

④太毒駃（kuài）剂：太，即大。駃，同"快"。指有毒或峻下的方药。

【按语】

本节提出孕妇用药与胎儿的关系，认为若将养得法，则"虽或气有不调，药石以攻而子不受弊"，并告诫人们用药当"知半而止之"，慎用或禁用"太毒駃剂"。

【原文】

彼其视听言动，好憎欲恶，虽冥于隐默之中，而美恶特未定也。善母道者，引而发之。若为之训迪，若为之挑达，彼将因物而迁，因形而革。有不期然而然者，故示以贤人君子，使之知所以好德，示以礼法度数，使之知所以制心。扬之以声音之和，则若琴瑟钟鼓者，欲其厌足于耳。作之以刚毅之气，则若犀象军旅者，欲其感动于目。观圭璧珠玉则取。夫阴阳之至精，诵诗书箴诫则取。夫言语之至正，以至调心神，和情性，戒喜怒，节嗜欲，是皆因物随感，有益于得者也。若乃人有残废，物有丑恶，鸟兽之有毒怪者，则欲其勿见。若形有不全，割有不正，味有异常者，则欲其勿食。是又防闲忌慎，无所不用其至。夫其在母也如此。则居然而生明智，面忠厚端庄而好德，美好而寿考①，无足怪矣！（《幼幼新书·形初保者·小儿胎教》）

【注释】

①寿考：指年高、长寿。

【按语】

本段认为妇女在怀孕期间的衣食住行、耳闻目睹对胎儿就有一定的影响。因此，在妊娠期间要求孕妇保持德行端庄，多接触美好的食物，多聆听柔美的音乐，并注意"调心神、和情性、戒喜怒、节嗜欲"，如此生子则能明智、忠厚、端庄、美好、长寿。

【原文】

夫养胎，须分能所。母为能养，子为所养，名义既殊，致养亦别，故谓之重身……若能养者，惟在乃母，依《经》所载而时养之，无妄服食、针灸、劳逸等，不特伤胎，亦乃自伤，不可不备学也。（《三因极一病证方论·养胎大论》）

【按语】

宋代陈无择在《三因极一病证方论》中提出，妊娠养胎重在其母，应根据不同月份所受经气不同，养胎亦应各有侧重的观点。

【原文】

夫至精才化，一气方凝，始受胞胎，渐成形质，子在腹中，随母听闻。自妊娠之后，则须行坐端严，性情和悦，常处静室，多听美言，令人讲读诗书，陈礼说乐，耳不闻非言，目不观恶事，如此则生男女福寿敦厚，忠孝贤明。不然则男女既生，则多鄙贱不寿而愚，此所谓因外象而内感也。（《妇人大全良方·胎教门·娠子论》）

【按语】

本段从"外象而内感"的观点出发，认为胎儿已有听觉感知能力，提出孕妇"行坐端严，性情和悦""耳不闻非言，目不观恶事"等精神、行为的调摄措施，以期望对胎儿的先天素质产生积极影响。

【原文】

盖妊妇有疾，不可不投药也，必在医者审度疾势轻重，量度药性高下，处以中庸，不必多品。视其疾势已衰，药宜便止。则病去母安，子亦无损，复何惧于攻治哉！（《妇人大全良方·胎教门·娠子论》）

【按语】

本节主张孕妇用药应当十分审慎，有病固然当用药物治疗，但须谨慎判断，中病即止；无病则不可妄投药物，减少不必要的用药，降低潜在的风险。

【原文】

《论》曰：胎教、产图之书，不可谓之迂而不加信，然亦不可狎泥①之。（《妇人大全良方·胎教门·论胎教》）

【注释】

①狎泥（xiá nì）：过分亲近而态度轻佻。

【按语】

关于胎教、产图的理论，陈自明主张既不能完全排斥，也不应盲目跟从。应保持理性和开放的态度，根据古籍理论和自身情况做出决策，注重个人身心健康，这是更为明智和可行的态度。

【原文】

豪贵之家，居于奥室①，怀孕妇人，饥则辛酸咸辣，无所不食；饱则恣意坐卧，不劳力，不运动，所以腹中之日胎受软弱。（《小儿病源方论·养子真诀·小儿胎禀》）

【注释】

①奥室：泛指房屋的深处。

【按语】

陈文中认为，凡孕妇饥饱失常，酸辣太过，不劳力，不运动，多致胎儿软弱。因此孕妇应饮食得当，动静相随，劳逸结合，如此可使肢体舒展，气血流畅，有利于胎儿的正常生长发育及顺利分娩。

【原文】

且小儿所禀形质寿命长短者，全在乎精血，二者和而有妊，在母之胎中，十月而生……大抵寿夭穷通，聪明愚痴，皆以预定，岂在逃乎？（《奇效良方·小儿门·小儿初生总说》）

【按语】

本节指出，个体的寿命长短、健康与否、聪明愚昧，主要受到父母的精血影响。现代研究亦表明，个体通过遗传物质继承了父母的基因，这些基因决定了个体的生理特征、基因构成以及某些疾病的易感性等。

【原文】

古人胎养胎教之方最为慎重，所以上古之人，多寿多贤，良有以也……又要饮食清淡，饥饱适中。自然妊娠清气，身不受病，临产易生，子疾亦少，痘疹亦稀。此为气血贯通，所感明验。夫何后世风俗渐偷，鲜能悟道，男妇纵欲，无往弗胜。怀孕之时，殊不加意，以致临产气血乖张，不能顺应。生儿下地，惊搐无时。此盖胎中受毒，病种渊深，虽良医神剂，莫之能为。（《古今医统大全·幼幼汇集·妊妇不守禁忌生子多疾论》）

【按语】

本段指出，孕母的饮食与胎儿的生长发育息息相关。胎儿在腹，全赖母体气血供养，而孕母的气血充足与否，则依赖于饮食营养的供给。因此，孕妇应该特别注意饮食清淡、饥饱适中，同时补充各种营养物质。此外，节制性生活也是胎养的主要内容之一，古人把"孕期禁欲，分房静养"当作养胎护胎第一要务，因为性欲过度，房事不节，就会触动欲火，损伤肾气，耗劫真阴，导致流产早产，同时还会造成胎毒遗给胎儿，发生胎病。

【原文】

天地纲缊[1]，万物化醇。设使阴阳偏胜，则不能成变化而生万物矣，男女亦然。故男之无子者，责精之不足也；女之无子者，责血之不足也。（《万氏家藏育婴秘诀·十三科·预养以培其元》）

【注释】

[1]纲缊（yīn yūn）：也作"氤氲"，指湿热飘荡的云气，烟云弥漫的样子。

【按语】

"预养以培其元"是指在女性受孕之前，进行预先的养生和准备，以培养和调整身体的基础状况，为健康的怀孕和顺利的分娩奠定基础。这一观点在现代被广泛认可和推崇。

【原文】

天有五气，各有所凑，地有五味，各有所入。所凑有节适，所入有度量，凡所畏忌，悉当戒惧，慎物[1]以为养者，理固然也。以致调喜怒，节嗜欲，作劳不妄，而气血从之。皆所以保摄妊娠，使诸邪不得干焉……儿在母腹中，藉母五脏之气以为养也。苟一脏受伤，则一脏之气失养而不足矣……是以风寒暑湿则避之，五味之食则节之，七情之感则绝之，皆胎养之道也。若夫勿登高，勿临险，勿独处暗室，勿入庙社，勿恣肥甘之味，勿啖瓜果之物，勿犯禁忌之方，所以调护辅翼者，各有道也……妊妇有疾，不可妄投药饵。必在医者审度病势之轻重，药性之上下[2]，处以中庸，不必多品。视其病势已衰，药宜便止，则病去于母，而子亦无殒矣……全尝[3]集女科，凡孕妇无疾，不可服药。设有疾，只以和胎为主，其疾以末治之。中病即已，勿过用剂也。（《万氏家藏育婴秘诀·十三科·胎养以保其真》）

【注释】

[1]物：汉阳忠信堂本为"勿"。

[2]上下：汉阳忠信堂本作"宜忌"。

[3]全尝：汉阳忠信堂本作"予尝"。

【按语】

作为"育婴四法"之一的"胎养以保其真"，详细介绍了胎养的方法和原则，具体包括均衡的饮食调理、规律的生活作息、良好的情绪态度、合理的用药法则等，为孕妇的健康管理提供了有益的指导和宝贵的经验。

【原文】

妇人受胎之后，所当戒者，曰房事、曰饮食、曰七情、曰起居、曰禁忌、曰医药，须预先调养，不可少犯，以致伤胎难产，且子多疾①，悔之无及。

古者妇人有孕，即居侧室，不与夫接。所以产育无难，生子多贤，亦少疾病……

妇人受胎之后，最宜调饮食，淡滋味，避寒暑，常得清纯和平之气，以养其胎，则胎元完固，生子无疾……

古有胎教，凡视听言动，莫敢不正；喜怒哀乐，莫敢不慎。故其子女多贤，此非贤母不能也……妇人受胎之后，常宜行动往来，使血气通流，百脉和畅，自无难产。若好逸恶劳，好静恶动，贪卧养骄，则气停血滞，临产多难。况行立坐卧之久，为筋骨皮肤之伤，子在腹中，气通于母，必有伤者。又勿登高，勿临深，勿越险，勿负重，少有触犯，其胎必堕。（《万氏妇人科·胎前·确认胎养数条》）

【注释】

①多疾：校订重刊本为"多痰"。

【按语】

妇人受胎之后，胎母同体，休戚相关，母体的变化可直接影响胎儿的生长发育。因此，控制母体内外环境，避免不良刺激，保障孕期生理和心理健康就显得特别重要。上述文中就妊妇的饮食调养、节制房事、精神调摄、生活起居、适度劳逸、疾病防治和慎用药物等方面进行了较为全面的论述，为胎教学说增添了丰富的内容。

【原文】

凡妇人孕后，当戒之在色，不知自慎，则欲动而子宫复开，岂惟多致半产漏下，即生子亦多疮毒夭伤，何也？由淫火烁①胎也。彼马牛之类受胎后，牡^②逼身辄蹄之，使不得近，谓之护胎，何致有半产之事？人惟多欲，故往往不知护也。(《医旨绪余·护胎说》)

【注释】

①烁（shuò）：通"铄"，指销熔，熔化。

②牡：与"牝（pìn）"相对，指雄性的鸟兽类。

【按语】

本节提示妇女怀孕后，首在节欲，否则易致"半产漏下""即生子亦多疮毒夭伤"，特别是孕前三月和后三月，若不节欲，则容易导致流产或早产、胎毒的风险。

【原文】

其蹻^①十月而生者为大过，其七八月而生者为不及。大过者气血荫之有余，不及者血气养之不足也。(《婴童类萃·受胎论》)

【注释】

①蹻（yú）：即逾，超过。

【按语】

正常情况下，胎儿在宫内发育需要经历40周。提前3周或逾期2周降生均被视为异常。早产儿一般出生时体重较轻，身材短小，各个器官系统，特别是神经系统发育未臻完善。这使得早产儿很难适应体外环境，不仅在抚养上面临困难，而且死亡率升高。在妊娠超过预产期而未生产的情况下，胎盘功能会逐渐减退并出现衰老变化，由于缺乏足够的营养和氧气供应，往往导致胎儿生长受限，甚至宫内猝死。为了避免早产、逾期产的发生，必须加强妊期保健检查，学习生理常识，积极预防和治疗妊娠并发症，以确保"人得中道而生"。

【原文】

最妊娠胎气伤动者，凡跌仆、怒气、虚弱、劳倦、药食误犯、房室不慎，皆能致之。(《景岳全书·妇人规·胎孕类·胎动欲堕》)

【按语】

本条文明确指出胎气伤动的诸多原因，提醒妊娠妇女要保持安全、健康和平衡的生活方式，尽量规避以上列举的情况，从而保证自身和胎儿的健康发展，减少不良妊娠结局。

【原文】

故受孕之始，必须谨慎胞胎，又为先天之宝。何则以其元气贯足于其中，精血橐籥①于其外。婴儿在腹，咀咂其精神，取资其血乳，实为结胎成子之器。(《幼科金针·全胎》)

【注释】

①橐(tuó)籥(yuè)：古代冶炼用以鼓风吹火的装备。此处比喻为动力、源泉。

【按语】

胎儿通过母亲的元气和精血供养，使其内外充实而逐渐成长发育。因此，认识到胎养的重要性，采取合理的生活方式和均衡的饮食，对孕妇和胎儿的健康都具有重要意义。

【原文】

饮食宜淡泊，不宜肥浓；宜轻清，不宜重浊；宜甘平，不宜辛热。青蔬白饭，亦能养人。(《达生编·饮食》)

【按语】

《达生编》总结孕妇的饮食为"三宜三忌"，即宜淡泊、轻清、甘平，忌肥浓、重浊、辛热。孕妇摄取合适的饮食可以转化为母体的能量和养分，为胎儿提供构建身体和形成精气的基础。若饮食失忌，胎儿感之，可致胎疾。

【原文】

诸味总宜洁治，多用清汤，吹去浮油，饮之最佳。宜白煮，忌油煎。然此多为膏粱之人言之耳。若藜藿①之腹，正宜得肥甘而润之，何淡泊之有。(《达生编·饮食》)

【注释】

①藜藿(lí huò)：指粗劣的饭菜。

【按语】

《达生编》对孕妇饮食的烹饪方法进行了简单介绍。对于富贵人家，总以平和淡泊为佳；对于贫穷人家，更适宜选择肥甘食物，以健养中州，供育母子。

【原文】

父主阳施，犹天雨露；母主阴受，若地资生。胎成之后，阳精之凝，尤仗阴气护养。故胎婴在腹，与母同呼吸，共安危，而母之饥饱劳逸，喜怒忧惊，食饮寒温，起居慎肆，莫不相为休戚。古人胎教，今实难言。但愿妊娠之母，能节饮食、适寒暑、戒嗔①恚②、寡嗜欲则善矣。(《幼幼集成·护胎》)

【注释】

①嗔(chēn)：生气。

②恚(huì)：恼恨，发怒。

【按语】

天地阴阳，化生万物，男女媾精，结成胚胎。这一时期既受到父母体质强弱、遗传因素的影响，又受孕母的饮食营养、劳逸安排、精神情绪、生活起居等多种条件的影响。由此本条文提出了"节饮食、适寒暑、戒嗔恚，寡嗜欲"的护胎养胎方法。

【原文】

总之，孕妇宜清静，宜小劳，宜买物放生。不宜看戏，勿观异物，勿致动怒，勿戏谑，勿妄想。饮食只可家常菜饭，行路不宜急，下步不宜重，勿攀高拾物，勿轻狂负重。知字者常观经书，则生子自然聪明清秀而多寿。(《产科心法·孕妇忌食》)

【按语】

本段指导原则强调了孕妇在日常生活中需要保持精神清静、避免刺激与压力，并且注意饮食的选择和行为的谨慎。同时，提到孕妇正面的思维和良好的读书习惯对孩子智力的发展也有积极的影响。

【原文】

保胎以绝欲为第一要策，其次寡欲。然绝欲甚难。苟能寡欲则身心清净，不犯房劳，胎安而产易，即婴儿亦可少病而多寿。若不知谨戒而触犯房事，三月以前多犯暗产，三月以后常致胎动小产，即幸免夫小产，一则胞衣太厚而难产，二者子身有白浊而不寿，三则多患疮毒，出痘细、密难起，以致夭亡，皆由父母淫欲之过也。(《竹林寺女科证治·安胎·妊娠宜禁房劳》)

【按语】

若妊娠期间房事不节，扰动相火，耗劫真阴，可导致冲任损伤而致胎元不固，造成流产、早产，也易于因交合而酿成胎毒，使孕妇及胎儿患热病的机会增多。

【原文】

胎前感冒外邪或染伤寒时证，郁热不解，多致小产堕胎，攸关性命。要知起居饮食最宜调和。夏不登楼宜著地气，夜不露坐宜暖背腹。(《竹林寺女科证治·安胎·妊娠宜慎寒温》)

【按语】

孕妇在怀孕期间，聚气血以养胎，机体正气处于相对不足状态，容易被外邪侵犯，而对胎儿造成影响。因此，孕妇要采取预防措施，保持良好的卫生习惯，增强机体的御邪能力，避免外感疾病的发生。

【原文】

凡受胎后，切不可打人骂人。盖气调则胎安，气逆则胎病。恼怒则痞塞不顺，肝气上冲则呕吐、衄血、脾肺受伤。肝气下注则血崩带下、滑胎小产。欲生好子者，必须先养其气，气得其养，则生子性情和顺，有孝友之心，无乖戾之习。所谓和气致祥，合家吉庆，无不由胎教得之。(《竹林寺女科证治·安胎·妊娠宜戒恼怒》)

【按语】

妊娠期间宜戒恼怒，保持稳定、良好、积极的情绪，这对孕妇自身以及胎儿的健康都非常重要，甚至与孩子日后的情绪智力和行为发展都密切相关。

【原文】

妊娠……其形不过为一团结聚之血，岂容药之稍误？若误药而加吐下，则祸不旋踵①矣。(《女科要旨·胎前》)

【注释】

①不旋踵（zhǒng）：踵，脚后跟。不旋踵，来不及转身，比喻时间极短。

【按语】

本条文说明妊娠初期，胚胎尚未成形，用药稍有不慎，即可发生意外。这就是对妊娠病应"审药治，保胎元"的认识。现代研究表明，妊娠早期，是胚胎器官发生期，此时最易受药物或毒物之影响而导致胚胎致畸或死亡。

【原文】

居处动作，最易损伤，起于细微，人所不觉，体候虚羸者，尤宜慎之。毋登高，毋作力，毋疾行，毋侧坐，毋曲腰，毋跛倚，毋高处取物，毋向非常处大小便，毋久立，毋久坐，毋久卧，毋犯寒热，毋冒霜雪露雾、暴雨酷日、烈风疾雷，毋视日月薄蚀、虹霓星变，毋观土木工作及怪兽异鸟奇诡之物，毋入神庙寺院睹狰狞险恶之状。（《产孕集·孕忌》）

【按语】

本段论述了孕妇"十六毋戒示"。强调孕妇要防止各种有形和无形的外伤，以保护自己和胎儿。尤其要注意保护腹部，避免受到挤压和冲撞。

【原文】

凡妊娠，起居饮食，惟以和平为上，不可太逸，逸则气滞；不可太劳，劳则气衰。五月以前宜逸，五月以后宜劳。（《产孕集·孕忌》）

【按语】

孕妇不可过度安逸或过度劳累，适度运动和充分休息的平衡是保持孕妇和胎儿健康的关键。相对来说，妊娠前五月要注意休息以安胎，妊娠后五月要适当活动以养胎。

【原文】

胎前静养，乃第一妙法。不较是非，则气不伤矣；不争得失，则神不劳矣；心无嫉妒，则血自充矣；情无淫荡，则精自足矣；安闲宁静，即是胎教。所以古人必先静养，无子者遵之，即能怀孕；怀孕者遵之，即能易产。静养所关，岂不大哉！（《女科秘诀大全·胎前所宜·胎前宜静养》）

【按语】

本条文强调了胎前静养对于保护胎儿健康的重要性。孕妇保持平和心态，避免精神压力，不过图得失和嫉妒，避免过度纵欲，以及创造安宁的环境，都有助于维持良好的孕期状态，为胎儿的健康发育创造良好的条件。

第十一章

婴儿护养

【原文】

小儿始生，肌肤未成，不可暖衣，暖衣则令筋骨缓弱。宜时见风日，若都不见风日，则令肌肤脆软，便易伤损。皆当以故絮着衣，莫用新绵也。天和暖无风之时，令母将抱日中嬉戏，数见风日，则血凝气刚，肌肉硬密，堪耐风寒，不致疾病。若常藏在帏帐之内，重衣温暖，譬如阴地之草木，不见风日，软脆不任风寒。又当薄衣，薄衣之法，当从秋习之，不可以春夏卒减其衣，则令中风寒。从秋习之，以渐稍寒，如此则必耐寒。冬月但当着两薄襦①、一复裳②耳，非不忍见其寒，适当佳耳。爱而暖之，适所以害之也。又当消息，无令汗出，汗出则致虚损，便受风寒。昼夜寤寐，皆当慎之。(《诸病源候论·小儿杂病诸候·养小儿候》)

【注释】

①薄襦（rú）：薄的短袄。

②复裳：夹裤。

【按语】

初生小儿为纯阳之体，不可暖衣，若衣着过暖，则腠理开泄而汗出，易于感受外邪。故小儿穿衣应比成人略少，以锻炼其耐寒能力，使肌肤能更好地适应外界气温的变化。这种小儿衣着不宜过暖的积极养生观，受到历代医家的重视与提倡，并且沿用至今。民间俗语"要得小儿安，常带三分饥与寒"，说的正是这个道理。此外，小儿脏腑气血未充，生长发育迅速，除合理喂养外，还需户外活动。提倡在天和暖无风之时，带孩子到户外活动，接受大自然阳光、空气和风的刺激，可使其骨骼坚强，增加免疫力，同时预防佝偻病的发生。

【原文】

凡小儿初产①，看产人见儿出，急以手料拭②儿口，无令恶血得入儿口，则儿腹内调和，无有疾病。若料拭不及时，则恶血秽露儿咽入腹，令

心腹否③满短气，儿不能饮乳，谓之难乳。(《诸病源候论·小儿杂病诸候·难乳候》)

【注释】

①产：明·汪济川等校刊本《巢氏诸病源候论》作"生"。

②料拭：料，通"撩"。撩去异物并拭净。

③否（pǐ）：通"痞"，指痞塞不通、堵塞。

【按语】

小儿娩出之时，口中每有恶血秽露，当及时拭净。如不及时拭去或吸净，啼声一发，吞咽入腹或呛入气道，便可能造成痞满、短气甚至窒息等情况的发生。

【原文】

儿已生，即当举之，举之迟晚，则令中寒，腹内雷鸣。乃先浴之，然后断脐……断儿脐者，当令长六寸，长则伤肌，短则伤脏。(《备急千金要方·少小婴孺方·初生出腹》)

【按语】

婴儿初生断脐，必须谨慎处理。关于断脐的时间、方法及脐带所留之长度，均要遵循一定的法度。如果处理不当，可引起各种病证。

【原文】

凡裹脐法，捶治白练①令柔软，方四寸，新绵厚半寸，与帛等合之，调其缓急，急则令儿吐哯②。儿生二十日，乃解视脐。若十许日儿怒啼，似衣中有刺者，此或脐燥还刺其腹，当解之，易衣更裹。裹脐时，闭户下帐，然③火令帐中温暖，换衣亦然，仍以温粉粉之，此谓冬时寒也。若脐不愈，烧绛帛末粉之。(《备急千金要方·少小婴孺方·初生出腹》)

【注释】

①白练：指煮过的布帛，多为洁白的熟绢。

②吐哯（xiàn）：泛指呕吐。

③然：通"燃"，燃烧，引火点着。

【按语】

本段详细介绍了初生断脐后，为防止风冷湿气伤脐的裹脐护脐法，为当时条件下符合卫生、保护新生儿脐部的护理措施。

【原文】

凡乳儿不欲太饱，饱则呕吐。每候儿吐者，乳太饱也，以空乳乳之即消，日四……夏不去热乳，令儿呕逆；冬不去寒乳，令儿咳痢。母新房以乳儿，令儿赢瘦，交胫①不能行。母有热以乳儿，令变黄、不能食。母怒以乳儿，令喜惊、发气疝，又令上气癫狂。母新吐下以乳儿，令虚赢。母醉以乳儿，令身热腹满。（《备急千金要方·少小婴孺方·初生出腹》）

【注释】

①交胫（jìng）：两下肢不能直伸，两膝向外，两脚向内相交。至步行时，举足则外出，落地则内入。

【按语】

本段列出乳儿哺喂的注意事项，其中包括：乳儿当饥饱适当，过饱则呕吐，可予空乳喂哺以暂节乳；炎暑、寒冬哺喂前当先挤去少许乳汁；若乳母患热病、受惊恐、行房事、过饮酒等，应暂停哺喂。

【原文】

凡乳母乳儿，当先极挼①，散其热气，勿令汁奔出，令儿噎，辄夺其乳，令得息，息已，复乳之。如是十返五返，视儿饥饱节度，知一日中几乳而足，以为常。（《备急千金要方·少小婴孺方·初生出腹》）

【注释】

①挼（ruó）：揉搓，指按摩乳房。

【按语】

本段强调乳母乳儿要防止乳儿吮乳过急而作噎。应通过哺喂时的反复观察，掌握小儿的营养需要和消化能力，制定个体化的喂养方法，以婴儿吃饱为度，并作为常规，而不应千篇一律地规定授乳次数和间隔时间。这种"按需喂给"的原则已成为现代共识。

【原文】

儿若卧，乳母当以臂枕之，令乳与儿头平，乃乳之，令儿不噎。母欲寐，则夺其乳，恐填口鼻，又不知饥饱也。（《备急千金要方·少小婴孺

方·初生出腹》）

【按语】

本节介绍了乳儿方法及注意事项。例如，在哺乳时，小儿应取半卧位，乳母用上臂托小儿头颈，以免头颈后仰妨碍乳汁下咽甚至呛入气道。如果乳母要入睡，则应停止哺乳，以免乳房堵塞小儿口鼻发生意外，同时也不便于观察到小儿吮乳是否已经满足。

【原文】

凡浴小儿，汤极须令冷热调和。冷热失所，令儿惊，亦致五脏疾也。凡儿冬不可久浴，浴久则伤寒；夏不可久浴，浴久则伤热。数浴背冷，则发痫。若不浴，又令儿毛落。（《备急千金要方·少小婴孺方·初生出腹》）

【按语】

古代医家一贯重视对新生儿皮肤的养护，提倡初生即沐浴，不仅可祛除胎垢、开泄腠理，而且能滑利肌肤、畅通血脉、助长生发。需要注意的是，初生儿洗浴时间不宜过长，浴汤应温度适当，冬季防止着凉、夏季防止受热。避免沐浴着凉可能发生的患病发搐。

【原文】

凡小儿一期①之内，造儿衣裳，皆须用故绵及故帛为之。不得以棉衣盖于头面。冬天可以夹衣盖头，夏月宜用单衣，皆不得着面，及乳母口鼻吹着儿囟。凡棉衣不得大厚及用新绵，令儿壮热，或即发痫，特宜慎之也。（《太平圣惠方·小儿初生将护法》）

【注释】

①期（jī）：一周年或一整月之意。

【按语】

小儿出生之后应穿着柔软衣物，不可太多太厚，更不能蒙住头部，避免"蒙被综合征"的发生，防止出现高热、缺氧、抽搐、昏迷、呼吸循环衰竭等严重后果。

【原文】

盖未生之初，禀受本于父母。既生之后，断脐、洗浴、择乳、襁褓，皆有常法。谨守其法，无所违误。（《圣济总录·小儿门·小儿统论》）

【按语】

小儿禀受本于父母，自胎产至分娩、生后护养，譬如断脐、洗浴、择乳、褓襁，皆有其一定的法则。

【原文】

是以昔人于字乳①之法，至纤至悉。初生之时，先去恶血，去血之后，次与丹蜜。恶血在里，则吐利以除之。气有所亏，则灸焫②以助之。或呵脐，或卫囟，然后饮乳用哺，无令伤风，无令惊恐，庶几③其有成也。（《圣济总录·小儿门·小儿统论》）

【注释】

①字乳：指生育。汉代王充《论衡·气寿》："所产子死，所怀子凶者，字乳亟数，气薄不能成也。"

②焫（ruò）：点燃，焚烧。

③庶几（shù jī）：大概，差不多。

【按语】

《圣济总录》大致汇集了北宋及其以前预防初生儿疾病的传统方法，体现了古代医家对初生儿调护保健的重视。

【原文】

是以婴儿初举，污秽欲其荡涤，不足欲其辅翼，冲和欲其保全。如恶血未纳，拭以绵指，吞而在胸膈者，吐以甘草……啼声不发，呵脐以温之，甚者灸焫以攻之，皆所以助不足也。卫颅囟之天，杜风池之邪，浴之以通血脉，哺之以助谷神，皆所以养冲和也。三者保子之常法。然同为吐利，而吐利有轻重。同为灸焫，而灸焫有多寡。或先吐利，必使污秽毕除。或先灸焫，必使疾疢①不作。然后真气自育。彼其缓急先后之序，随时变通，不可泥于一曲也。（《幼幼新书·形初保者·小儿初生将护法》）

【注释】

①疢（chèn）：热病。引申为病。

【按语】

本段详细介绍了小儿生后如何涤污秽、补不足、保冲和，同时强调因人因地制宜和有是证用是法的辨证论治原则。

【原文】

论襁褓，旧帛故絮，盗父母之余气以致养，重衣帏帐皆致病也……不得以火炙襁褓。（《幼幼新书·形初保者·乳母杂忌慎法》）

【按语】

小儿襁褓不宜过暖，因为这不仅容易造成体内热气积聚，还可能导致多汗而损耗体液。

【原文】

小儿初生，每日以井华水①或微温水，将洁净旧软帕子裹乳母手指，蘸水撩拭小儿口中，因而捺舌及两颊，令稍宽舒，即不生口噤、积热、风疾等病。（《幼幼新书·形初保者·拭儿口法》）

【注释】

①井华水：早晨第一次汲取的井泉水。此水味甘平无毒，有安神、镇静、清热、助阴等作用。

【按语】

小儿生后需每日进行口腔护理，可用干净柔软的布帕蘸取井华水或微温水，轻轻擦拭婴儿口腔和舌头，有助于预防感染和其他口腔问题。

【原文】

京畿①初剃头不择日，皆于满月日剃之。盖风俗所尚。前此产妇未得出房，满月即与儿俱出，以谓胎发秽恶，多触神灶，小儿不安，故此日必剃头而出。剃头于温暖避风处剃之。（《幼幼新书·形初保者·剃头法》）

【注释】

①京畿（jī）：指国都和国都附近的地方。

【按语】

刘昉认为小儿剃胎发宜在满月时。剃头时要选择在温暖避风的地方。

【原文】

儿生下，须当以时断脐……才断脐讫，须用烙脐饼子①安脐带上，烧三壮……灸了，上用封脐散②封裹之……又须常切照顾，勿令湿著及襁

褓③中，亦不可令儿尿湿，恐生疮肿及引风也。(《小儿卫生总微论方·断脐论》)

【注释】

①烙脐饼子:《小儿卫生总微论方》载本方：豆豉、黄蜡各一分，麝香少许。上以豆豉为细末，入麝研匀，熔蜡和剂，看大小，捻作饼用。

②封脐散:《小儿卫生总微论方》载本方：雄鼠粪七枚，干姜枣大，甑带鸡子许，三味同烧灰，绵灰半两，绯帛灰半分，胡粉三钱，麝香少许。上同研极细末，每用半钱至一钱，傅脐上封之。

③褓（běng）：束缚，捆绑。

【按语】

本段记载了宋代产子断脐、裹脐和护脐之法。此法在《备急千金要方·少小婴孺方》的基础上有了较大改进，如用烙脐饼子灸、封脐散封裹、勿使湿浸等，是当时较先进的脐带处理方式。这些措施的主要目的在于预防脐风、脐疮等病的发生。

【原文】

儿才生出母腹，因与揩拭口中恶物，便子细①看儿口中。(《小儿卫生总微论方·胎中病论》)

【注释】

①子细：同"仔细"。

【按语】

小儿初生，除要口腔清洁护理外，还需仔细观察口腔，以便及早发现并处理梗舌等相关病症。

【原文】

凡儿生，肌肉未成，不可与暖厚新绵之衣，当与故絮帛薄衣。若与新绵厚暖，则蒸燠①生热，筋骨缓弱……

凡儿常令薄衣，虽冬月，但令著两夹衣及袇②衣之类。若极寒，即渐加旧絮衣。人家多务爱惜，乃以新绵厚衣，温养过宜，适以为害。薄衣之法，当从秋习之，若至来春稍暖，须渐减其衣，不可便行卒减，恐令儿伤中风寒。

凡儿于冬月，须著帽项之衣。夏月须著背褡③，及于当脊，更衬缀一重，以防风寒所干。谓诸藏④之俞，皆在于背故也……

凡儿于春时，不可覆头裹足，致阳气不得出泄，则发热矣。(《小儿卫生总微论方·慎护论》)

【注释】

①燠（yù）：温暖之意。

②衲（nà）：用多种碎布补缀而成的衣服。

③背褡（dā）：背心。

④藏（zàng）：通"脏"。

【按语】

婴儿不可衣着过暖、"秋冻春捂"等小儿养生法，是我国古代医家总结出的有效育儿经验，旨在增强小儿适应气温变化的能力，预防疾病发生。

【原文】

小儿初生……儿若多睡，听之，勿强与乳，则自然长而少病。(《三因极一病证方论·小儿初生所服药法》)

【按语】

小儿初生，理当多睡。安睡之时，不应强与哺乳，妨碍小儿睡眠，甚至导致乳食积滞，难以消化，发生吐奶或呛奶等情况。

【原文】

古方言小儿始生落草之时，便服朱砂、轻粉、白蜜、黄连水，欲下胎毒。盖今之人比古者，起居摄养大段不同，其朱砂、轻粉、白蜜、黄连，乃能伤脾败阳之药，若与服之，后必生患……凡下胎毒，只宜用淡豆豉煎浓汁，与儿饮三五口，其毒自下，又能助养脾元，消化乳食。(《小儿病源方论·养子真诀·论下胎毒》)

【按语】

前人常用朱砂、轻粉、白蜜、黄连煮水下胎毒，陈文中认为以上药物可能伤脾败阳，建议用淡豆豉煎浓汁，与儿饮三五口，既能下胎毒，又能养脾元、助消化。

【原文】

儿生之后，因悲啼未定，便与乳奶，与冷气蕴搐于腹内，久而不散，伤儿脾胃，轻则呕奶、粪青；重则腹胀、肚鸣、气逆、涎潮，以致难愈。（《小儿病源方论·养子真诀·养子十法》）

【按语】

小儿啼哭未定时便予乳食，容易引发呕乳、呛咳等不适，必待其安静时方可哺喂。

【原文】

一周之内，切不可频频洗浴。恐湿热之气，郁蒸不散，身生赤游丹……若肌肉宽缓，腠理开泄，包裹失宜，复为风邪所乘……种种之疾，皆因洗浴脱着而得也。（《小儿病源方论·养子真诀·养子十法》）

【按语】

陈文中认为：初生洗浴不必过频，因其肌肤脆嫩，若频洗去其皮脂，其实于护肤无益。并且过于频繁的洗浴可能导致皮肤受损，增加外来邪毒侵袭的风险，发生赤游丹毒等；或因洗浴脱衣，吹风受寒感邪，引发感冒、咳喘等疾。

【原文】

已诞之后，继时吻之以乳。乳者，化其气血，敷养肌肤，百脉流和，三焦颐顺，身肢渐舒，骨力渐壮。（《活幼口议·病证疑难一十八篇·饭多伤气》）

【按语】

母乳是婴儿最理想的食品。母乳所含之营养物质，最适合婴儿的生理需要，也最易为婴儿消化吸收。新生儿初生后，应尽早开乳，有助于减轻新生儿生理性黄疸、减少生理性体重下降及低血糖的发生，更有利于母乳喂养的形成。

【原文】

婴儿在胎，口中有恶物，才生不候声出。疾[①]用软帛或绵裹手指，蘸黄连、甘草汁，拭口恶汁。（《世医得效方·小方科·初生》）

【注释】

①疾：急速，迅速。

【按语】

黄连甘草汁蘸以拭口，可起到消毒口腔、祛除胎毒的作用。

【原文】

初生断脐者，忌用冷铁刃器。盖婴儿柔弱，易引寒气入腹，令脏腑滑泻，多致生病。宜用火炙剪刀，乘热断之。更就断脐袋上，着艾如麦粒，灸二十壮，助暖气入腹，则脏腑坚固，元气充实，令子病少、寿长，大有益焉。(《普济方·婴孩初生门·藏衣法》)

【按语】

冷铁刃器断脐，最易发生脐风。火炙剪刀有消毒作用，断脐后再用艾灸局部还兼有温脏作用。

【原文】

小儿初生……所用襁褓衣絮，宜时见于风日，洗曝干净。(《普济方·婴孩初生门·藏衣法》)

【按语】

初生儿所使用的襁褓、衣服、尿布等，都应勤换并清洗干净，并将它们放在阳光下曝晒，晒干后收好，待其冷却后再使用。

【原文】

小儿生长，必欲入襁褓之。襁褓之道，必须得宜。如春夏之月，乃万物生长之时，宜教令地卧，使之不逆生长之气；如秋冬之月，乃万物收藏之时，宜就温暖之处，使之不逆收藏之气。然后血凝气和，则百病无自而入矣。(《幼科类萃·护养论》)

【按语】

初生婴儿的襁褓衣着应该顺应四时阴阳的变化，春夏季节要适应生长之气，秋冬季节则要适应收藏之气。

【原文】

小儿初生，世人多于头额前发际穴①灸之，盖取其可以截风路也。殊不知地有南北之分，其河洛土地多寒，儿生三日，灸囟以防惊风，固宜也。今者，东南土地多湿，气禀薄弱，岂堪灸炳②。若执以关中地寒为论，自

取危困耳。(《幼科类萃·芽儿戒灸》)

【注释】

①发际穴：经外奇穴名。位于头额部，直对眼外眦前发际边。

②焫（ruò）：点燃，焚烧。

【按语】

关于初生儿灸法，应因人、因地制宜，不可拘执。

【原文】

大抵保婴之法，未病则调治乳母，既病则审治婴儿，亦必兼治其母为善。(《保婴撮要·护养法》)

【按语】

乳儿在健康状态下的预防调护，重在对其母的调治。而在疾病状态下，当先审治婴儿，兼治其母，方可获良效。

【原文】

如儿生下，浴水未到，且以棉絮包裹，暖抱大人怀中。浴汤须调和，若冷热失宜，则令儿惊，亦致五脏疾矣。虽浴出亦当暖之，虽遇夏月，亦未可去其棉絮，以乍出母腹，不可令冒寒气也。(《万氏家藏育婴秘诀·十三科·蓐养以防其变·浴儿法》)

【按语】

初生儿体温调节功能未臻完善，体表面积相对较大，血管丰富，易于散热；且皮下脂肪层薄，不易保温，故在洗浴时浴汤应温度适宜，洗浴前后宜用棉絮包裹好小儿。

【原文】

凡儿吮乳，初则乳汁渐行，其来尚缓而少，久则如泉涌出，急而且多，急取出之，恐儿气弱，吞咽不及，错喉喷吐，伤胃气也。(《万氏家藏育婴秘诀·十三科·蓐养以防其变·哺儿法》)

【按语】

乳汁初则来缓而量少，久之则来急而量多。故哺乳之时，乳母须注意控制乳量，密切关注小儿反应，防止婴儿吮乳过急而发生吐奶、呛咳等情况的发生。

【原文】

五六日间脐未干，纵然炎热休频浴……寄语人家初诞儿，勿令频浴水侵脐。或缘客气相冲忤，撮口脐风病患危……凡儿初断脐之后，不可频浴，不惟风湿侵脐，抑且风寒感冒，为病莫当。若脐嫩入水，便有脐风之患。(《明医指掌·小儿科》)

【按语】

初生儿不宜频繁沐浴，特别是在脐带尚未脱落愈合的时候，应由抚育者一手托举小儿，一手持湿浴布为其洗浴，切忌让污水接触脐部，如果脐部为污水所侵，便有脐风、脐湿、脐疮之虞，保暖不当还容易着凉感冒。

【原文】

脐在两肾之间，任、冲、督脉之所系也。儿之初生，断脐护脐，不可不慎……护脐之法，脐既断矣，用软布缠裹，待干自落，勿使犯去也。三朝洗儿，当护其脐，勿使水渍入也。脐落之后，当换抱裙，勿使尿湿浸及脐中也。如此调护，则无脐风之病。(《幼科发挥·小儿正诀指南赋·脐风》)

【按语】

本段介绍了护脐的具体方法及注意事项。通常情况下，脐带残端会在生后的4～10天内自然脱落。为预防脐风的发生，应保持脐部的清洁和干燥。

【原文】

初生小儿，胃小而脆，容乳不多。为乳母者，无纵与之，勿令其太饱可也。(《幼科发挥·脾所生病·呕吐》)

【按语】

初生儿胃容积小而且脆弱，功能常不足，故初生儿哺育不可令其太饱。

【原文】

乳母者，儿之所依为命者也。如母壮则乳多而子肥，母弱则乳少而子瘠，母安则子安，母病则子病，其干系匪轻。盖乳者，血所化也；血者，水谷之精气所生也。饮食入胃，气通于乳。母食热则乳亦热，母食冷则乳亦冷。故儿伤热乳则泻黄色……伤冷乳则泻青色……乳多者则绝之[①]，不尔令儿吐乳也。乳少者，宜调其乳母，使乳常足。不可令儿饥，以他物饲之，为害甚大……乳母忌酒、面、生冷，以及一切辛热之物，常作猪蹄汤与之甚良。(《幼科发挥·脾所生病·调理脾胃》)

【注释】

①绝之：停止哺乳。

【按语】

母乳是最适合婴儿需要的食品，其质量直接关系到婴儿的健康。临床上每见因乳母嗜食冷饮或辛辣肥腻致乳儿泄泻，或者喂乳过量而使之呕吐者。乳母要注意饮食宜忌，调节饮食以保持母乳充足，保证母乳喂养的需要。乳母常食猪蹄汤有助于生乳。

【原文】

初生儿出月，必须入襁褓，襁褓之道，必须得宜。(《证治准绳·幼科证治准绳·初生门·证治通论·襁褓》)

【按语】

新生儿满月后，必须用襁褓正确包裹。

【原文】

小儿随母呼吸，母安则子安，母病则子病，此必然之理也。凡择乳母，须要婉静寡欲，无痫疾并疮疥者。且儿禀父母之精血，化育而生。初离胞胎，血气脆弱，凭乳母之乳而生养焉。乳母肥实，则乳浓厚，儿吮之则气体充实；乳母瘦瘠，则乳清薄，儿吮之则亦清瘦体弱。壮实肥瘦，系儿终身之体格，非小故也。强悍暴戾，和婉清静，亦习随乳母之性情。稍非其人，儿亦随而化矣。犹泾渭之分焉，源清则派^①清，源浊则派浊。(《婴童类萃·择乳母论》)

【注释】

①派：指江河的支流。

【按语】

初生哺喂养护，系一生体质之基。儿之情性，随母感化。故乳母之择，性情、体格均需加以注意。

【原文】

尤宜避风，初离胞胎亦宜温暖。芽儿者，如初生之草芽，谨慎护持可也。(《婴童类萃·初诞论》)

【按语】

小儿甫离胞胎，肌肤嫩薄，肺卫不固，当注意避风保暖。若护持不慎，可能会引起发热、咳喘等病症；胎怯者，甚或寒凝脉涩，导致五硬等病症。

【原文】

保婴诸书皆云：分娩之时，口含血块，啼声一出，随即咽下，而毒伏于命门，因致他日发为惊风、发热、痘疹等证。此说固似有理，然婴儿通体无非血气所结，而此亦血气之余，何以毒遽如是？即使咽之，亦必从便而出，何以独留为害？无足凭也。惟是形体初成，固当为之清除。其法于未啼时，用软帛裹指，挖去口中之血，乃用后法，并拭去口中秽恶，以清脏腑。此亦初诞之要法，不可无也。(《景岳全书·小儿则·初诞法》)

【按语】

张介宾对"毒伏命门说"提出了不同看法，认为清除初生儿口中血块秽恶，目的在于清洁脏腑，减少疾病发生。

【原文】

凡小儿初诞，宜以甘草细切少许，用沸汤泡汁，以淡为妙，不宜太甜；乃用软帛蘸汁，遍拭口中，去其秽浊。随用胡桃肉去皮嚼极烂，以稀绢或薄纱包如小枣，纳儿口中，使吮其汁。非独和中，且能养脏，最佳法也。若母气素寒，小儿清弱者，只以淡姜汤拭口，最能去胃寒、通神明，并可免吐泻之患。此法最妙，人所未知也。(《景岳全书·小儿则·初诞法》)

【按语】

本段介绍了小儿初诞开口法，选用甘草汁拭口，然后给吮小量胡桃汁，如果是寒性体质者则可以用淡姜汤拭口。

【原文】

须用熟绢制一三角肚兜，上锐①下方，重复合之，中之两旁，折为两痕，如上襞绩②之状。以线略缝其下，令中间可兜住脐带。上系长带，环儿颈中。下两旁方系长带，束于腰则带不擦动，自然日久方脱。此法极妙，但须预备为佳。(《全婴心法·初生部·护脐法》)

【注释】

①上锐：南京中医药大学图书馆藏清抄本作"上尖"。

②襞（bì）绩：指衣服上的褶子。

【按语】

本段详细描述了小儿肚兜的制作方法。系带肚兜是初生护脐的好方法，夏季炎热，婴儿仅系肚兜护腹即可。

【原文】

胎婴柔嫩之姿，乍离母腹，如水上沤①、风前烛，防护稍疏，立见殇②夭。(《幼幼集成·凡例》)

【注释】

①沤（ōu）：指水泡、浮沫。

②殇（shāng）：尚未成年即死亡。

【按语】

初生儿肌体柔嫩，易于患病，易于殇夭，尤其是胎禀怯弱者更易伤亡。据统计，出生28日内的死亡率，远高于随后任一月份的死亡率。因此，对新生儿的护理和治疗，在儿科有着特别重要的意义。

【原文】

小儿初生，饮食未开，胃气未动，廓然清虚之府，宜乘此时加意调燮……然后看儿面色，若身面俱红，唇舌紫赤，知其必有胎毒，每日用盐茶，但不可太咸，以帛蘸洗其口，去黏涎，日须五六次。此法至神至异，世所不知。盖儿之胎毒，藏于脾胃，口中多有黏涎，其马牙、鹅口、重舌①、木舌②，皆从此起，每日洗拭，则毒随涎去，病从何来？而且至简至易，何忽视而不为？倘胎毒重，直须洗过周岁方得。此有毒者之调燮也。倘儿面唇淡莹，此为胎寒，不可用茶，惟以淡姜汤洗拭，每日一二次足矣。盖姜能开胃，而且和中，最切于时用者。(《幼幼集成·调燮》)

【注释】

①重舌，病证名，症见舌下血脉肿胀，状似舌下又生小舌，或红或紫，或连贯而生，状如莲花，饮食难下，言语不清，口流清涎，日久溃腐。

②木舌：病证名，症见舌体肿胀，木硬满口，不能转动。

【按语】

本段阐述了初生儿洗拭口腔的方法。有胎毒者可以用淡盐茶水拭口，若是胎寒者则宜用淡姜汤洗拭。

【原文】

婴儿初生，肌肤未实，宜用旧絮护其背，亦不可太暖。更宜数见风日，则血气刚强，肌肉致密；若藏于重帏密室，或厚衣过暖，则筋骨软脆，不任风寒，多易致病。衣衫当随寒热加减，但令背暖为佳，亦勿令其汗出，恐致表虚，风邪易入……凡寒则加衣，热则减衣，过寒则气滞而血凝涩，过热则汗泄而腠理疏，以致风寒易入，疾病乃生。更忌解脱当风，易于感冒。(《幼幼集成·初生护持》)

【按语】

由于初生儿冷暖不知自调，易致衣被增减无度而为外邪所害。因此，对于小儿衣被的增减和冷暖的调节是护理工作的重要内容，亦是减少小儿感邪患病的重要保证。

【原文】

小儿在胎之时，冲脉运血以养之；及其产下，冲脉载血以乳之。乳为血化，所以儿之脾胃，独与此乳汁相吻合，其他则皆非所宜矣。凡小儿一周二岁，止可饮之以乳，切不可哺以谷食。盖谷食有形之物，坚硬难消，儿之脾气未强，不能运化，每多因食致病。倘乳少，必欲借谷食调养者，须以早米炒熟，磨粉，微入白糖，滚汤调服，不致停滞。至于肉食，尤为有害。(《幼幼集成·治病端本澄源至要口诀》)

【按语】

初生儿只可饮之以乳，与其脾胃功能最为相合。乳少者可以将米粉作为代乳品之一，而肉食则不宜早进。

【原文】

婴儿形骸虽具，筋骨甚柔，气质未实，如木之柔条软梗，可使或曲、或直、或俯、或仰也。故百日之内不可竖抱，竖抱则易于受惊，且必头倾项软，有天柱倒侧之虞。半岁以前不可独坐，独坐则风邪入背，脊骨受伤，有龟背伛偻①之疾。（《竹林寺女科证治·求嗣·抱儿法》）

【注释】

①伛偻（yǔ lǚ）：腰背弯曲。

【按语】

新生儿尚未具备头颈部自主竖直的能力，腰背也尚未能够挺直，故应避免竖抱或让其独坐。更适宜的做法是斜抱婴儿于手中，并稍微抬高上半身。若不加注意，可能会影响颈椎和脊椎的正常发育，导致畸形等问题的发生。

【原文】

三日洗儿曰洗三。其来旧矣，为其革污秽也。然以绷裹之儿，又复解开入汤，易致感冒、惊风等患。故北方生儿多不洗浴，但以旧絮拭净，或大小便处略以水揩抹之，最为得法。凡遇天气严寒，而儿体脆弱，不妨迟以十日半月，择吉浴之为妙。（《保婴易知录·鞠养类·洗儿法》）

【按语】

一般情况下，婴儿出生后即可以进行洗浴。若天气严寒，加之儿体脆弱，可以考虑推迟洗浴，改用水轻轻擦拭婴儿大小便的部位，以保持清洁。

【原文】

小儿生时……速即包裹，令其安睡。睡后哭，哭后睡，听其自然，切不可动之。哭则清气升，睡则恶气降，胸腹之间，上下左右，气血贯通。（《幼科指归·小儿下地慎重看养之法》）

【按语】

本段指出，新生儿出生后，啼哭和安睡是其两项主要的生理活动。初生儿的睡眠时间可达每天14～20小时；而啼哭有助于小儿升清降浊，贯通气血。

【原文】

凡乳母与儿睡时，切勿以手膀与儿枕头，恐胸脯①热气，紧蒸小儿头脑，致生痫毒疮疖，此一弊也。

……

惟用新绿豆作枕，与儿枕之，最清凉，去胎毒热毒。(《鬻婴提要说·正文》)

【注释】

①髆（bó）：指肩臂。

【按语】

乳母带婴儿睡觉时，切忌将手臂用作枕头，同时也要避免让儿头与母亲相对。根据现代观点，宝宝在3个月之前，脊柱处于相对平直的状态，因此睡眠时无须使用枕头。当宝宝达到2～3个月之后，开始学习抬头，脊柱颈段逐渐出现生理性的前弯曲，这个阶段可以考虑使用枕头。选用枕芯时，可选择柔软、轻便、透气、吸湿性良好以及软硬适中的材料，如绿豆皮、灯心草、荞麦皮等。

【原文】

欲子女多，须雇乳媪①；欲子女强，仍宜自乳。盖天之生人，食料亦随之而生。故婴儿哺育，总以母自乳为佳。每见儿女自乳者，身体较为强壮。惟自哺儿，饮食必须丰美，盖乳乃气血所化，全赖滋养，方可使乳充足也。(《女学篇·哺育·自乳之得宜》)

【注释】

①媪（ǎo）：老年妇人。此处专指奶妈。

【按语】

母乳喂哺在我国有着悠久的传统，它是人类在进化过程中形成的婴儿最佳食品。母乳所含之营养物质，最适合婴儿生理需要，也最易为婴儿消化吸收。此外，母乳中还含有大量的抗体和免疫细胞，这些成分能够增强婴儿的抵抗力，帮助他们抵御各种病原体。

【原文】

产母有不能受襁褓之劳碌者，宜用一精细女媪经理，乳则自哺……不可使含乳而睡，一恐压毙小儿；二恐小儿吹气，乳孔闭涨成痈；三恐小儿局于怀中，阻塞空气，致蒸热出汗，皆宜加意。(《女学篇·哺育·自哺之

法则》)

【按语】

本段强调婴儿护养可以请人帮助，而哺乳则以自喂为佳。不可以让婴儿含乳而睡，否则可能压迫小儿口鼻使之窒息，或气污母亲乳房使患乳痈，或因抱持小儿过暖出汗而患病。

【原文】

如乳母无合格者，惟以牛乳代之，但须精细照料。倘有新挤之牛乳极佳，然觅之更难，不如用老牌洋罐牛乳。夏日开罐用后，随时紧闭其口，勿令蝇食。将乳冲出，须自尝之，浓淡甜味、温热之度，与人乳无异，方有益于小儿……宜量儿大小，加减全凭精细测量，乃为宜耳。(《女学篇·哺育·牛乳哺育法》)

【按语】

在母亲无法自行哺乳且找不到适合的乳母的情况下，可以考虑使用牛乳（或奶粉）代之。建议选择适合婴儿不同月龄和发育阶段的奶类产品，并按照包装上的说明进行配制和喂养。

【原文】

初生小儿，上半身穿衣，下半身用棉垫包裹，外用大对方包被包之，须包过百日后，方穿裤袜。每日须早晚洗换一次，每换时必用温水洗其下体，天长须洗换三次……盖小儿纯阳之体，勿令太暖。袖口、身腰不可太紧，宜宽博便于转动，勿阻其生发之机。更须多备数套，以便更换。卧则不可当风，冬日虽稍护其头面，须令其流通空气。每遇天晴无风之日，抱出运动，吸食新鲜空气，最易生长。(《女学篇·哺育·襁褓之制造》)

【按语】

小儿襁褓不宜太紧，否则阻其生发之机；儿身需要保持清洁，可以温水清洗下体；保证适度的户外活动，接受阳光照射，呼吸新鲜空气。如此，方能增强体质、减少患病、有利生长。

第十二章

儿童养育

【原文】

食不语，寝不言。(《论语·乡党》)

【按语】

吃饭时不交谈，睡觉时不说话，尽量营造轻松、安静的进食和睡眠环境。

【原文】

阴之所生，本在五味，阴之五宫，伤在五味。是故味过于酸，肝气以津，脾气乃绝。味过于咸，大骨气劳，短肌，心气抑。味过于甘，心气喘满，色黑，肾气不衡。味过于苦，脾气不濡，胃气乃厚。味过于辛，筋脉沮弛，精神乃央。是故谨和五味，骨正筋柔，气血以流，腠理以密，如是则骨气以精，谨道如法，长有天命。(《素问·生气通天论》)

【按语】

小儿膳食宜五味调和，不宜过偏。因人体阴精来源于五味，而藏精之五脏亦可因五味太过而受损。只有保持饮食五味调和，才能使骨骼坚强，筋脉柔韧，气血流通，腠理固密，机体壮实，享有天年。

【原文】

五谷①为养，五果②为助，五畜③为益，五菜④为充，气味合而服之，以补精益气。(《素问·脏气法时论》)

【注释】

①五谷：稻、黍、稷、麦、菽谷、豆类食物。

②五果：枣、李、杏、栗、桃果品。

③五畜：牛、犬、羊、猪、鸡家畜、家禽肉食。

④五菜：葵、韭、薤、藿、葱蔬菜类食物。

【按语】

本段提出营养学的基本观点：广食。在小儿膳食结构中，应以谷类为主食，以肉类为副食，以蔬菜来充实，以水果为辅助。使其养成不挑食、不偏食的饮食习惯，全面满足人体的营养需求。

【原文】

肥者令人内热，甘者令人中满。(《素问·奇病论》)

【按语】

肥腻食品最易积滞化热，甘甜食品易致腹满厌食。

【原文】

果子生①食生疮。果子落地经宿，虫蚁食之者，人大忌食之。生米②停留多日，有损处，食之伤人。(《金匮要略·果实菜谷禁忌并治》)

【注释】

①生：言未极时令也。

②米：吴本作"果"。

【按语】

为保证食品安全，需要挑选无虫蚁侵食、无破损之新鲜水果食用。

【原文】

食毕，常漱口数过。不尔，使人病龋齿。(《诸病源候论·牙齿病诸候·齿龋注候》)

【按语】

本条文强调了进餐后漱口的重要性。对于婴幼儿，可在乳食后喂些温开水，以冲洗、清洁口腔；对于稍大儿童，应逐步教会漱口的方法，帮助他们养成进餐后漱口、早晚刷牙、晚上刷牙后不再进食的良好习惯。如果不注意口腔卫生，便容易发生龋齿。

【原文】

爱而暖之，适所以害之也。又当消息，无令汗出。汗出则致虚损，便受风寒。昼夜寤寐，皆当慎之。(《诸病源候论·小儿杂病诸候·养小儿候》)

【按语】

小儿衣被不可过暖。若重衣厚被，汗出过多，阴津耗损，致儿娇怯，略遇风寒，即感冒患病。这种过爱之举，反而害了孩子。

【原文】

儿皆须着帽、项衣①，取燥菊花为枕枕之……小儿常须慎护风池。谚云：戒养小儿，慎护风池。风池在颈项筋两辕②之边，有病乃治之；疾微，慎不欲妄针灸。(《诸病源候论·小儿杂病诸候·养小儿候》)

【注释】

①项衣：围兜。

②两辕：古代驾车用的直木，压在车轴上，左右各一。在此指项后两大筋。

【按语】

巢元方在《诸病源候论》首先提出养小儿应"慎护风池"，强调风池部位应避免受凉，以及小儿风池"慎不欲妄针灸"的注意事项。

【原文】

凡乳母者，其血气为乳汁也。五情善恶，悉是血气所生也。其乳儿者，皆宜慎于喜怒，夫乳母形色所宜，其候甚多，不可求备。但取不胡臭、瘿瘘①、气嗽、瘑疥②、癣瘙、白秃③、疬疡④、沈唇⑤、耳聋、齆鼻⑥、癫痫，无此等疾者，便可饮儿也。师见其故灸瘢，便知其先疾之源也。(《备急千金要方·少小婴孺方·序例》)

【注释】

①瘿瘘（yīng lòu）：瘿，指瘿瘤。瘘，指瘘管。

②瘑（guō）疥：瘑，瘑疮，指皮肤粟粒样疮疹、瘙痒的皮肤病。疥，疥疮。

③白秃：白秃疮，即癞痢头、头癣。

④疬疡：疬，指瘰疬。疡，指疮疡。

⑤沈（shěn）唇：指唇生疮，微肿湿烂、经久不愈的病证。

⑥齆（wèng）鼻：指鼻道阻塞、发音不清的鼻病。

【按语】

孙思邈提出了对乳母的健康要求，应避免由罹患感染病、皮肤病、遗传病、精神病等急慢性疾病者，以免影响小儿的形体和精神发育。

【原文】

故养小儿常慎惊，勿令闻大声，抱持之间当安徐，勿令怖也。又天

雷时，当塞儿耳，并作余细声以乱之也。(《备急千金要方·少小婴孺方·惊痫》)

【按语】

本条文介绍了防治小儿受惊的方法，如勿闻大声、抱持安徐、天雷塞耳等。

【原文】

凡养小儿，皆微惊以长血脉，但不欲大惊。(《备急千金要方·少小婴孺方·惊痫》)

【按语】

小儿要避开暴受惊恐的刺激，还应接受"微惊"的锻炼，以促进其气血运行、增加胆量。

【原文】

是以中庸①养子，十岁以下，依礼国小，而不得苦精功程，必令儿失心惊惧，及不得苦行杖罚，亦令儿得癫痫。此事大可伤怛②。但不得大散大漫，令其志荡。亦不得称扬聪明，尤不得诽毁小儿。十一以上，得渐加严教。此养子之大经也。(《千金翼方·小儿·小儿杂治法》)

【注释】

①中庸：平常的。犹言中材、中人。

②怛（dá）：指惊吓。

【按语】

10岁以下的孩子因其幼稚，常常难辨是非，或不太适应集体环境，可能表现出注意力不集中、胆怯、急躁、口吃、撒谎，甚至出现打架、骂人等攻击性行为。在面对这些情况时，家长和老师应该耐心引导，避免采用打骂、训斥、讽刺、挖苦、歧视和体罚等精神虐待的教育方法，以免损害小儿的身心健康。10岁以上的孩子才可以逐渐加强管教措施。

【原文】

凡为乳母，皆有节度，如不禁忌，即令孩子百病并生。如是自晓摄调，可致孩子无疾长寿。是以春夏，切不得冲热哺孩子，必发热疳并呕逆；秋冬勿以冷乳哺孩子，必令腹胀羸瘦。乳母嗔①怒，次不得哺孩子，必患狂邪；乳母醉后不得哺孩子，必患惊痫、天瘹^②、急风等病；乳母有娠不得哺孩子，必患胎黄及脊疳^③；乳母有疾不得哺孩子，必患癫痫风病。乳母吐后不得哺孩子，必令呕逆赢瘦；乳母伤饱不得哺孩子，必致多热喘急。（《太平圣惠方·乳母忌慎法》）

【注释】

①嗔（chēn）：生气之意。

②天瘹（diào）：病证名，以高热惊厥、头目仰视为特征，属于惊风的一种。

③脊疳：病名，指小儿疳疾日久，肌肉瘦削明显，脊椎棘突显露如锯齿，体形赢瘦。

【按语】

本段列举了乳母在多种不适情况下哺乳可能对婴儿造成的危害。由于乳为血化，乳母的健康状况可通过乳汁影响婴儿。若乳母精神情志、饮食营养等调摄不慎，或罹患疾病、服用药物等，导致乳汁变化，可引发哺乳小儿疾病的发生。因此，为保障小儿健康，乳母须注重调理饮食、调摄精神、预防疾病。

【原文】

又不得油腻手襁^①裹及抱儿。又不得以火炙襁褓，热时便与儿着，令孩子染热病，始终须慎。大底冬中切宜戒之。若天大寒，以火炙衣被，且抛向地上良久，熟按之冷暖得所，即与孩子襁之无妨。如乳母有夫，不能谨卓者，切须防备。倘新有过犯，气息未定，便即乳儿者，必能杀儿。未满月内，所驱使人，亦不得令有所犯到于儿前，恶气触儿，儿若得疾，必难救疗也。（《太平圣惠方·乳母忌慎法》）

【注释】

①襁（běng）：束缚，捆绑。

【按语】

婴儿养育当慎护，襁褓不宜过暖，不得以油腻手触摸、包裹婴儿，亦不得使恶气触儿。

【原文】

小儿多因爱惜过当，往往三两岁未与饮食，致脾胃虚弱，平生多病。

自半年以后，宜煎陈米稀粥，取粥面时时与之。十月以后，渐与稠粥烂饭，以助中气，自然易养少病。惟忌生冷、油腻、甜物等。(《阎氏小儿方论·治法·治小儿脾胃虚弱》)

【按语】

本段提倡婴儿5～6月开始逐步添加辅食，以促胃纳、助中气，则易养而少病。若家长爱惜过当，两三岁仍以乳哺而未予饮食，往往导致脾胃虚弱，平素多生疾病，甚至影响生长发育。

【原文】

凡将息①小儿之道，切慎择奶母，精神爽健，精神详②慢，智惠深远；身无疾病，脂肉肥润，温厚淳善。能调理乳食，何疾更生，众疾易愈。缘不慎诸味，恣意乱餐，孩儿或变蒸，或乘寒哺乳，或蒸热饲儿，或醉后嗔怒，或悲啼不常，惊乱神气，乳食失节，即吐泻可疑。(《幼幼新书·吐哕霍乱·霍乱吐利》)

【注释】

①将息：调养，养息。

②详：指从容，庄重。

【按语】

本节强调了选择乳母的重要性及其标准：若乳母精神爽健，从容庄重，智慧深远，身无疾病，温厚淳善，调和饮食，则小儿不易生病，即使患病也容易康复。

【原文】

儿才生下，须先洗浴，以涤荡污秽，然后乃可断脐也……及浴水须入药预先煎下，以瓶贮顿，临时炊暖用之，不犯生水即佳。并以后浴之，亦用药煎汤……适寒温用之。冬不可太热，夏不可令冷，须调停得宜，乃可用之。儿自生之后，须依时洗浴，以去垢污，又不可数数，若都不洗浴，则皮皱①毛落，多生疮疥。凡洗浴时，于背上则微微少用水，余处任意，既不可极淋其背，亦不可久坐水中，则引惊作病，切须慎之。如常能依法用之，令儿体滑舒畅，血脉通流，及长少病，无不验也。(《小儿卫生总微论方·洗浴论》)

【注释】

①皴（cūn）：指皮肤上的积垢。

【按语】

洗浴是小儿清洁护理的重要部分。小儿洗浴须依时，忌频繁；适寒温，忌生水；忌极淋其背；忌久坐水中。

【原文】

乳母常须依时按节，续续教引，使儿能会，此是定法也。即不得常常抱持，过时都不教引，致令儿筋骨弛堕，又恐成腰脚之疾也。(《小儿卫生总微论方·乳母论》)

【按语】

小儿的生长发育具有一定的规律。家长应该遵循这些规律，依时按节地对小儿进行引导和培训。万不可过分溺爱，忽略了适时的教育引导，则易于酿生疾病。

【原文】

凡儿于暑月，时常令在凉处，勿禁水浆，但少少与之。唯是不宜多与。

凡儿不可抱于檐下洗浴，又不可当风解脱，恐为寒干。又啼哭未断，不可与乳，冒冷冲寒，不可哺饲，恐为食伤。又不可近神佛之前、驴马之畔，又不可令儿见怪异之物，及各门异户不相识之人，恐为客忤。(《小儿卫生总微论方·慎护论》)

【按语】

婴儿养育当谨慎护养，如夏日可在阴凉处玩耍、适量饮水，又不可当风解脱洗浴；不可于啼哭时急于喂食，亦不可令近怪异之物。

【原文】

盖富贵之家，衣食有余，生子常夭；贫贱之家，衣食不足，生子常坚……其暗合育子之理者有四焉：薄衣、淡食、少欲、寡怒，一也；无财少药，其病自瘥，不为庸医热药所攻，二也；在母腹中，其母作劳，气血动用，形得充实，三也；母既作劳，多易生产，四也……若未病之前，从予奉养之法，亦复不生病。纵有微疾，虽不服药可也。(《儒门事亲·过爱小儿反害小儿说》)

【按语】

爱子心切，乃人之常情。但何以爱之？张从正认为育子之理有四。其一，当薄衣、淡食、少欲、寡怒；其二，不可盲目、轻易妄投医药；其三，妊娠中期鼓励适度作劳，使气血流畅，百脉舒展，有利于胎儿发育；其四，母既作劳，多易生产。富贵人家的孩子常体质虚弱，贫贱人家的孩子常身体健康，就是这个道理。

【原文】

夜间不得令儿枕臂，须作一二豆袋令儿枕，兼左右附之，可近乳母之侧。盖覆衣衾①，须露儿头面。一向仰卧，恐成惊疾，须时复回动之。夏月须凉簟②。如夜间喂奶，须奶母起身，坐地抱儿喂之。(《妇人大全良方·〈产乳集〉将护婴儿方论》)

【注释】

①衾（qīn）：被子，大被。

②簟（diàn）：当作"簟"，指竹席。

【按语】

中医历来倡导母婴同室，不仅便于随时观察、照料护理小儿，更能增进母婴的情感交流，促进婴儿心理与社会适应性的发育，使其获得满足感和安全感。但需注意夜间带孩子在床上不宜令儿枕臂，不要一向仰卧，不可衣被盖儿头面，喂奶时要坐起来抱着孩子哺喂。

【原文】

养子若要无病，在乎摄养调和。吃热、吃软、吃少，则不病；吃冷、吃硬、吃多，则生病。忍三分寒，吃七分饱。(《小儿病源方论·养子真诀·养子调摄》)

【按语】

本段提出小儿饮食要吃热、吃软、吃少，不要吃冷、吃硬、吃多，这样才能少生病。所谓忍三分寒、吃七分饱，是育儿的基本原则。

【原文】

一要背暖……二要肚暖……三要足暖……四要头凉……五要心胸凉……六者，勿令忽见非常之物……七者，脾胃要温……八者，儿啼未

定，勿便饮乳……九者，勿服轻朱……十者，宜少洗浴。(《小儿病源方论·养子真诀·养子十法》)

【按语】

"养子十法"为陈文中所创，总结了先人的育儿经验，对小儿饮食衣着的调理、精神卫生的慎护论述详备，说理精要，一直为后世医家传颂。其中大部分是为护阳、固阳而设，如"背暖""肚暖""足暖""脾胃要温"等法，均强调要注意固护阳气，为陈氏儿科温阳学说在保健、预防领域的应用。

【原文】

小儿忽见非常之物，或见未识之人，或鸡鸣犬吠，或见牛马等兽，或嬉戏惊触，或闻大声，因而作搐者，缘心气乘虚而精神中散故也。(《小儿病源方论·养子真诀·养子十法》)

【按语】

婴儿的精神调摄非常重要，要注意避免受到突如其来的惊吓和恐惧，以免扰乱他们的心气，从而导致疾病的发生。

【原文】

乳母常须养其血，和其气，乐以忘忧，使乳汁温平。纵儿疾作，自安平过半矣。

婴儿平常无病，不必服药饵！恐遇疾不即为效。

……

食忌甜成疳，饱伤冷成积，肥生痰，如焦苦、辛辣、馊酸、热毒，尤不可食。(《活幼口议·总论·撮要》)

【按语】

曾世荣在《活幼口议·总论》中概述了保持乳汁温平、勿轻服药、饮食禁忌等育儿法则，对儿童护养有指导意义。

【原文】

贵富生子，颐养抚育之有余；贫贱生子，调摄固爱之不足。有余者，大过之谓；不足者，不及之谓也。大过则伤之不节，不及则复之共时，不节共时皆生病疾。寒暑冒之，或表或里；冷热攻之，或脾或胃。所谓审度渊源，医者必须知之。贵富生子，食之有伤于不精，寒之有伤于大燠①，暑气有伤于风凉，泉流有伤于水冷，肠胃气血柔而不刚使之然也。贫贱生子，食之有伤于不时，寒之有伤于冻馁②，暑之有伤于烦躁，脾胃有伤于湿腻，水谷不分，肠胃气血壮而不坚使之然也。（《活幼口议·议辨理》）

【注释】

①燠（yù）：暖，热。

②馁（něi）：饥饿。

【按语】

本段以富贵养子常有余、贫贱养子多不足为论据，论述了饮食衣着之调护对小儿健康的重要性。

【原文】

睡思既浓，犹令咀嚼；火阁既暖，犹令欲酌；卧盖重衾，犹令衣着；抚拍顾爱，掌衣裹作（以手掌就衣服裹拍背引风疾）。指物言虫，惊风戏谑；莫觑庙兒①，心情闪烁；危坐放手，我咲②渠恶；欲令喜咲，胁肋指龁；门非仕宦，莫与扎脚；年不及时，莫常梳掠；表里无恙，莫频服药；戏谑之物，不可恣乐；刀剑凶具，勿可与捉；莫近猿猴（伤志也），莫抱鸦雀（损眼也）；抱男观书，抱女观作（女工作也）；男方学行，勿令绰略；儿方学语，勿令挥霍；会坐莫久，腰背卸却；行莫令早，筋骨柔弱；恶莫与顾，善可与学；顺时调摄，自然安乐。雷鸣击鼓，莫与掩耳；眠卧过时，须令早起；饮食饱饫③，须当戒止；非时莫衣，常食莫烊；羹蔬宜淡，滋味脓屎。夜莫停灯，昼莫说鬼；睡莫当风，坐莫近水；笑极与和，哭极与喜；智者当知，抚育至理。（《活幼口议·议伤怜》）

【注释】

①兒：同"貌"，样子。

②咲："笑"的异体字。

③饫（yù）：指饱食。

【按语】

本条详述了小儿饮食衣着、精神睡眠和游戏锻炼等方面的调摄与小儿身心健康的关系，具有重要的参考价值。

【原文】

凡儿渐长，必渐饮食东西南北地产果蓏[1]，田种秔[2]稻，山有粟麦，野有蕨笋，鱼有溪池，木有清浊。人之所生，随土地之所宜，饮食也随其所有。南人不堪食北物，以面为膳，以枣为蔬；北人何可食南物，以鱼为菜，以詹为饭（詹城米）。近海啖之咸醝[3]，居山食之野味。北果多凉，南果多热，东果多酸，西果多涩，岂宜多食？五脏六腑强纳，疾病生焉……食甜成疳，食饱伤气，食冷成积，食酸损智，食苦耗神，食咸闭气，食肥生痰，食辣伤肺。食味淡薄，脏腑清气，乃是爱其子，惜其儿，故与禁忌若也。（《活幼口议·议食忌》）

【注释】

①蓏（luǒ）：瓜类植物的果实。在木曰果，在地曰蓏。果蓏：瓜果的总称。

②秔："粳"的异体字。

③醝（cuó）：指咸味。

【按语】

曾世荣在本议中根据食物产地之差异及性味之不同，论述了不同地域、体质有别的小儿在饮食方面应有不同的宜忌。

【原文】

物萌失之灌溉，长必萎焦；儿诞违之乳哺，壮必怯弱……是故乳不可失时，食不可不节。乳失时儿不病自衰，食失节儿无疾自怯。乳者，壮其肌肤；食者，厚其肠胃。（《活幼口议·议乳失时哺不节》）

【按语】

本节用"物萌失之灌溉，长必萎焦"作比喻，说明调节乳食是保证小儿健康的重要手段。若能做到乳不失时、食不失节，则能壮其肌肤，厚其肠胃，疾病自却。

【原文】

康节[1]曰：与其病后求良药，不若病前能自防。然致疾之始，必有所因。大凡幼稚，要其常安，在乎谨寒暄[2]，节饮食，夫复何虑？

每见婴孩目有所覩[3]，心有所欲，但不能言，惟啼泣而已。父母不察其详，便谓饥渴，遽④哺之以乳食，强⑤之以杂味，不亦多乎？有数岁者，娇惜太过，不问生冷、甘肥、时果，听其贪食，岂能知足？爱之实以害之，遂伤脾胃，不吐则泻，或成疳积、浮肿，传作异证⑥，此则得于太饱之故。

有遇清朝薄暮，偶见阴晦，便加以厚衣重衾，或近于红炉烈焰，又且拘之怀抱惟恐受冷，及长成者所爱亦复如是。遂致积温成热，热极生风，面赤唇红，惊掣烦躁，变证多出。此乃失于太暖之故。

殊不知忍一分饥，胜服调脾之剂；耐一分寒，不须发表之功。余故曰：孩提之童，食不可过伤，衣不可太厚，此安乐法也。为父母者，切宜深省。（《活幼心书·明本论·小儿常安》）

【注释】

①康节：邵雍，谥康节，北宋理学家，被称为精通易学的养生家。他曾作诗专门探讨养生准则，即"爽口物多终作疾，快心事过必为殃。知君病后能服药，不若病前能自防。"

②暄（xuān）：暖和之意。

③覩："睹"的异体字。

④遽（jù）：急忙，赶快。

⑤强（qiǎng）：勉强。

⑥传作异证：传变成其他病证。

【按语】

曾世荣着重从乳食和衣着两方面，对小儿护养保育提出了精辟的见解，认为食不可过伤，衣不可太厚，是小儿健康成长的基本法则。

【原文】

童子不衣裘①帛②，前哲格言，具在人耳……血气俱盛，食物易消，故食无时。然肠胃尚脆而窄，若稠黏干硬，酸咸甜辣，一切鱼肉、木果、湿面、烧炙、煨炒，但是发热难化之物，皆宜禁绝……妇人无知，惟务姑息，畏其啼哭，无所不与，积成痼疾，虽悔何及！所以富贵骄养，有子多病，迨至成人，筋骨柔弱，有疾则不能忌口以自养，居丧则不能食素以尽礼。小节不谨，大义亦亏，可不慎欤！（《格致余论·慈幼论》）

【注释】

①裘：毛皮的衣服。

②帛：丝织的衣服。

【按语】

朱丹溪在《格致余论·慈幼论》中提出了一些要求：就小儿衣着方面，他强调"童子不衣裘帛"；就小儿饮食方面，他指出"发热难化之物，皆宜禁绝"的注意事项，确为婴儿养育过程中值得注意的经验。

【原文】

凡小儿乳哺，不宜过饱。若满则溢，故令呕吐。胃中纳乳，如器之盛物，杯棬①之小，不可容巨椀②之物，雨骤则沼溢，酒暴则卮③翻，理之必然。(《婴童百问·呕证吐乳证》)

【注释】

①棬（quān）：曲木做的饮器。

②椀（wǎn）：同"碗"。

③卮（zhī）：古代的一种盛酒器。

【按语】

鲁伯嗣在《婴童百问》中论述"小儿乳哺，不宜过饱"的观点时，形象地将"胃"比作盛物的器皿。小儿胃的容积本就小，若进食过多，必然损伤脾胃。

【原文】

养子须调护，看成莫纵弛。乳多终损胃，食壅即伤脾……按陈氏曰，小儿宜吃七分饱者，谓节之也。小儿无知，见物则爱，岂能节之？节之者，父母也。父母不知，纵其所欲，如甜腻粑饼、瓜果生冷之类，无不与之，任其无度，以致生疾。虽曰爱之，其实害之。(《万氏家藏育婴秘诀·十三科·鞠养以慎其疾》)

【按语】

关于鞠养的要点，万氏强调要调节饮食。所谓有节，首先是指数量上的节制，不可过饥或过饱。再者是指质量上的调配，要求荤素搭配，既富营养，又易消化，不可片面追求高营养的食品，亦不能纵其所好，不知禁忌。

【原文】

凡小儿嬉戏，不可妄指他物，作虫作蛇。小儿啼哭，不可令人装扮欺诈，以止其啼，使神志昏乱，心小胆怯成客忤也，不可不慎。小儿玩弄嬉戏，常在目前之物，不可去之，但勿使之弄刀剑、衔铜铁、近水火、见鬼神耳……初生小儿未与物接，卒有见闻，必惊其神，为父母者，必慎之可也。(《万氏家藏育婴秘诀·十三科·鞠养以慎其疾》)

【按语】

小儿心小胆怯神弱，若忽闻暴响，骤见异物，或妄指他物，装扮欺诈，均可惊扰心神，甚则神志昏乱，诱发惊风、癫痫等病症。为父母者，不可不慎!

【原文】

小儿能言，必教之以正言，如鄙俚①之言勿语也。能食则教以恭敬，如亵慢②之习勿作也。能坐能行则扶持之，勿使倾跌也。宗族乡党之人，则教以亲疏尊卑长幼之分，勿使谍③嫚④。言语问答，教以诚实，勿使欺妄也。宾客往来，教以拜揖迎送，勿使退避也。衣服器用、五谷六畜之类，遇物则教之，使其知之也。或教以数目，或教以方隅，或教以岁月时日之类。如此则不但无疾，而知识亦早矣。(《万氏家藏育婴秘诀·十三科·鞠养以慎其疾》)

【注释】

①鄙俚（bǐ lǐ）：粗俗、浅陋。

②亵（xiè）慢：轻慢，不庄重，不尊敬。

③谍：古同"喋"。喋喋：言语烦琐。

④嫚（màn）：轻视、侮辱。

【按语】

学龄前期的小儿体格发育稳步增长，大脑皮质功能亦发育迅速。这一时期被认为是性格形成的关键时期。因此，家长应高度重视学前教育，帮助孩子增长见识，培养良好的学习习惯和道德品质。可以采用因势利导、循循善诱的方法，秉承明代医家万全提出的"遇物则教之"的理念，通过讲故事、唱歌、绘画、搭积木、做游戏、收听收看学前栏目，及参观游览等活动寓教于乐，使其增长知识、开发潜能，这是学前教育的正确方法。

【原文】

吾所居室，四边皆窗户，遇风即阖，风息即开。(《遵生八笺·起居安乐笺·恬逸自足条·序古名论》)

【按语】

选择居处环境，要求通风性能良好，多开窗户，保障室内外空气流通，同时要注意刮大风时及时关窗以避风邪。

【原文】

小儿乳哺，须要得法。乳者，奶也；哺者，食也。乳后不得便与食，哺后不得便与乳，小儿脾胃怯弱，乳食相并，难以克化。(《证治准绳·幼科证治准绳·初生门·证治通论·乳哺》)

【按语】

在小儿的饮食管理中，除了不可太饱之外，还应注意乳、食分开饮食，不要同时食用，避免难以消化。

【原文】

儿生四五个月，止与乳吃。六个月以后，方与稀粥哺之。周岁以前，切不可吃荤腥并生冷之物，令儿多疾。若待二三岁后，脏腑稍壮，方与荤腥庶可。若到五岁后，食之尤嘉。(《寿世保元·小儿初生·小儿五宜》)

【按语】

本段指出婴儿的喂养原则，在四、五个月以内应当以母乳喂哺为主，此后应按一定月龄添加不同的辅食。添加辅食的原则为：由少到多，由稀到稠，由细到粗，由一种到多种，并且主张在确保婴儿健康状态、脾胃功能正常的情况下逐步添加。而对于荤腥和生冷之品，切不可早吃多吃。

【原文】

小儿饮食有任意偏好者，无不致病。所谓爽口味多终作疾也，极宜慎之。尝见王隐君曰：余幼时酷嗜甘饴，忽一日见饴中有蛆则伸头而出，自此不敢食饴，至长始知长上①为之。此可为节戒之妙法。(《景岳全书·小儿则·护养法》)

【注释】

①长上：长辈。

【按语】

小儿偏食是值得重视的问题。一些孩子有挑食或偏食的嗜好，只图一时爽口，时间长了便容易生病。

【原文】

古庙凶祠不可入，入之则神惊；狂禽异兽不可戏，戏之则神恐；斗争之处不可近，近之则心偏；枯木大树之下不可息，防久阴之炁①触入。（《幼科折衷·初生护养》）

【注释】

①炁（qì）：同"气"。

【按语】

小儿的心智和情感发展在早期阶段通常比较脆弱，耳目初次闻见，皆易感入脑，致生恐怖。为避免潜在的危险行为，小儿古庙凶祠不可入，狂禽异兽不可戏，斗争之处不可近，否则容易导致神志惊恐，对他们的心理健康产生负面影响。

【原文】

人工哺育以兽乳及乳粉等，而牛乳为最，宜取乳之。牛须择其壮而无疾，常食豆蔬与小量之食盐者。且牛乳朝榨者淡，夕榨者浓，婴儿初生，淡者为宜。每十五分钟略一哺之。生后三月以前，则用乳一水三；六月以前，用乳一水二；九月以前，用水乳参半。而后渐次减水，终用纯乳。又或和以乳糖及最上白糖，煮沸后，俟温度适宜再行哺之。哺之之器，务期洁净，或以水煮之。饮余之乳，切勿再用，暑时尤宜速弃。夏日牛乳易于腐败，贮藏之法，须闭瓶煮沸，置冷水中。（《保婴秘言·婴儿之哺育·人工哺育》）

【按语】

本段详论人工哺育之方法，以牛乳为首选，且须根据月龄大小依法配制、加工后方可喂哺，然其力终不及人乳也。

【原文】

凡儿小有停滞，于卧后用手顺摩其腹，自胸至脐下轻轻摩至百数，能顺气消食……眠儿以甘菊花瓣实枕，以其能清头目也……卧儿纫旧布多层衬儿受尿，轮流洗晒，最妙……必须直身向明而卧。倘背明向暗，则儿眠仰看亮光，易致目精上窜。卧旁切近之处，不可有悦目引看之物，致儿侧视，目精左窜右窜。儿帽前亦不可用五彩之饰，亦恐惹儿仰视也。(《保婴易知录·鞠养类·眠儿法》)

【按语】

为了保证小儿睡得安稳、舒适，古人积累了许多经验，包括摩腹以助消化之法，菊花实枕以清利头目之法，以及勤换尿布以保持清洁之法等。此外，睡卧的方向以及床周围玩物的摆放，对小儿眼睛的健康有很大影响，同样应该引起重视，以免发生斜视等眼疾。

【原文】

凡子弟，须要早起夜眠，凡喧闹争竞之处不可近，无益之事不可为……凡相揖必折腰①；凡对父母、长上、朋友必称名；凡称呼长上不可以字，必云某丈；凡遇长上必作揖；凡饮食于长上之前，必轻嚼缓咽，不可开饮食之声；凡饮食之物，勿争较多少美恶；凡侍长者之侧，必正立拱手，有所问则必诚实对言，不可妄；凡开门揭帘，须徐徐轻手，不可令震惊响；凡众坐必敛身，勿广占坐席；凡侍长者出行，必居路之右；凡如厕下，必浣手；凡夜行，必以灯烛，无烛则止……凡执器皿，必端严，惟恐有失；凡危险，不可近；凡道路遇长者，必疾趋②而揖；凡夜卧，必用枕，勿以寝衣覆首；凡饮食，举匙必置箸③，举箸必置匙。(《保赤汇编·锡麟宝训摘要·朱文公童训》)

【注释】

①折腰：指拜揖，弯腰行礼。

②疾趋：小步快走，以示尊敬。

③箸（zhù）：筷子。

【按语】

不以规矩，不能成方圆。古人对小儿的管教十分严格，从饮食、起居到礼貌、道德，均遵循一定的规矩。如早起夜眠、厕后洗手、卧勿以衣覆首、汤匙筷子不可同时拿在手上等，旨在教育他们养成良好的生活和卫生习惯。又如"凡称呼长上不可以字，必云某丈""凡侍长者之侧，必正立拱手，有所问则必诚实对言，不可妄"等，旨在教育后人尊敬长者、懂得礼貌。

【原文】

凡人子，行步要安详稳重，不许跳跃奔趋；说话要从容高朗，不要含糊促迫；作揖要深圆，不可浅遽；侍立要庄静，不可跛欹；起拜身手相随，不可失节；衣履要留心爱惜，不可污坏；瞻视要安闲，不可流乱①；在坐要端重，不可箕岸②。(《保赤汇编·锡麟宝训摘要·范竹溪理学备考》)

【注释】

①流乱：指双眼往来无定，偷眼斜视。

②箕岸：指坐时两脚张开，形如簸箕。

【按语】

本段对小儿的语言、行为、动作之宜禁作了严格的规定，虽然具有一定的时代特点，但其中蕴含的关于儿童教育的原则和价值观仍然具有重要的启示作用，可以为现代教育提供有益的参考和借鉴。

【原文】

父母教子，当于稍有知识时，见生动之物即昆虫草木，必教勿伤，以养其仁。尊长亲朋，必教恭敬，以养其礼。然诺不爽，言笑不苟，以养其信。稍有不合，即正言厉色以谕①之，不必暴戾鞭扑，以伤于忍。子弟少年，不当以世事分读书，但令以读书通世务。切勿顺其所欲，须要训之谦恭。鲜衣美食当为之禁，淫朋匪友勿令之亲，则志趋自然、朴质、近理。其相貌不论好丑，终日读书静坐，便有一种文雅可亲，即一颦②一笑亦觉有致。(《保赤汇编·锡麟宝训摘要·史撂臣愿体集》)

【注释】

①谕：使理解。

②颦：同"矉"，皱眉。

【按语】

本节围绕如何培养小儿的仁、义、礼、智、信等进行了论述，提倡正言厉色的教育，晓之以理，不要采用暴戾鞭扑的粗暴教育方法。

【原文】

养子弟如养芝兰，既积学以培之，更须积善以润之。人之教子，饮食衣服之爱不可不均，长幼尊卑之分不可不严，贤否是非之迹不可不辨。示以均，则长无争财之患；责以严，则长无悖逆之患；教以分别，则长无匪类之患。（《保赤汇编·锡麟宝训摘要·王朗川诒谋》）

【按语】

养育子女如同培育芝兰，既要积累学问，又要积德行善。饮食衣服公平对待，长幼尊卑要求严格，贤否是非教以分辨，通过言传身教，潜移默化地影响他们形成良好的道德品质。

【原文】

吾之一身……所可尽者，惟留好样与儿孙耳。（《保赤汇编·锡麟宝训摘要·王朗川诒谋》）

【按语】

对于小儿的教育，古人非常重视成人言行的表率作用，即身教重于言教。幼儿的思维处于"他律状态"，常以外在的标准为楷模。因此，教育者和父母应该努力作出良好的榜样，以引导他们树立正确的价值观和行为准则。

【原文】

未教他作家，先教他做人。教他做好人，先教他存好心、明伦理、顾廉耻、习勤俭、守法度，方是教训。人家子弟知识稍开，课诵之余，一切家计出入，人情世故须为讲究。即如饮食，使其知稼穑①辛勤；衣服，使其知机杼②工苦。并田庄望岁③时，丰稔④经营慨物力艰难，渐渐说至创业守成，防危虑患，多方譬喻，此等言语较之诗书易于入耳，使其平日了然胸中，及长庶几稍知把捉矣。（《保赤汇编·锡麟宝训摘要·李建章新增愿体集》）

【注释】

①稼穑（jià sè）：种之曰稼，即种植庄稼；敛之曰穑，即收获庄稼。

②机杼：指织布机，引申为纺织。

③望岁：指期望丰收。

④丰稔（rěn）：庄稼成熟。

【按语】

小儿处在人生观、世界观形成的关键时期，心理素质极不稳定，接受能力强而判断力相对较差。在这一阶段，他们很容易受到周围环境各方面的影响。父母和老师在教育孩子时，有责任按照社会的道德规范来引导他们的行为，教导他们存好心、明伦理、顾廉耻、习勤俭、守法度等。此外，教育方法也很重要，我们可以通过生动的例子和故事，向孩子解释道德规范，这比枯燥的课本和理论更容易被接受和理解，帮助他们形成积极的行为习惯和价值观。

【原文】

小儿稍长，甫能学语，全赖母之提携，养其中和之气，保其固有之天真。一举一动，勿逞其欲，勿纵其骄，随时教导，使其习为善良，俾成智德兼全之品格。所以子女禀性之贤否，恒视母教为转移。谚云：幼时所习，至老不忘。故幼时失教，贻害终身。教子女之道，不可不慎之于始也（《女学篇·襁褓教育》）

【按语】

本段强调了早期教育的重要性，良好的早期教育可以为孩子打下坚实的基础。母亲作为孩子生活中的第一任教师，不仅在日常抚养和互动中传递了母爱，还影响着孩子的情感、品德和性格发展。她们的言传身教、关怀和怜爱是塑造孩子价值观的关键元素。

【原文】

一小儿，稍有知识，大忌令婢仆等挈儿远离，任意嬉戏，养成一种下流恶习。即使有老成经历之仆妇，亦必置之左右，恐相离稍远，或饮、或食、或寒、或热，均不之顾，甚至倾跌伤及内部，恐主人知而见责，恒隐秘不宣，致成残废。以上各弊，见者屡矣，均宜戒之。（《女学篇·襁褓教育·防倾跌》）

【按语】

在小儿的养育过程中，确保大人与孩子的近距离监护是非常重要的，特别是在他们年幼且需要额外关注和照顾的时候。这种密切的监护有助于确保孩子的安全、健康和情感需求得到充分满足。

【原文】

凡小儿甫有知识，脑筋心血，尚未充足，最须留意。盖耳目最初，次之闻见，皆易感入脑筋，致生恐吓。常见为母者，欲止小儿啼哭，故作猫声、虎声，使之畏怖，或演神鬼及荒诞不经之说，使之迷信，遂至暮夜不敢独行，索居①不能成寝，畏首畏尾，养成一种葸②懦之性质，其害良非浅也。(《女学篇·襁褓教育·戒恐吓》)

【注释】

①索居：孤独地生活。此处意为单独起居。

②葸（xǐ）：害怕，胆怯。

【按语】

避免惊恐是小儿精神保健的内容之一。小儿的心理状态在早期阶段尤为脆弱，而不当的精神刺激可能导致一系列不良后果，包括夜晚不敢独自入睡、畏首畏尾、情绪问题等。

【原文】

父母之待儿童，言必有信。常见小儿，当啼哭之时，长者多方哄骗，或许给食物，或许市①玩品，迨过时而亦忘之。或随时教以诳语②，以博玩笑，皆非所宜。缘小儿自幼习惯如是，将终其身，不以失信为非矣，遂至言而无信。教子者，尚其留意也。(《女学篇·襁褓教育·教信实》)

【注释】

①市：购买。

②诳语：假话，欺骗。

【按语】

父母养育教导孩童，当言传身教，言必有信，否则容易造成孩童难辨是非，言而无信，贻害终身。

【原文】

常见小儿捉蝶捕虫，辄施摧残，于此可见荀子性恶之说之不诬也。为父母者，必切戒之。俾善念油然而生，则本恶之性，自不觉涣然冰释矣。近世博物家谓小儿喜戕①动物，乃具解剖实验之性质，毋亦流于惨礉②少恩者耶。(《女学篇·襁褓教育·教仁慈》)

【注释】

①戕（qiāng）：杀害，残害。

②礉（hé）：核实。引申为苛刻。

【按语】

"人性本善"和"人性本恶"的争论在中国文化和哲学中一直存在。这两种观点反映了对人性本质的不同看法，同时也强调了教育的重要性。父母和老师的引导被认为是影响孩子品格和行为的决定性因素，可以促进孩子的心理健康和塑造他们的价值观。

【原文】

小儿居恒好动而恶静，乃天然之体育，于卫生最为有益，切不可阻其生机，亦不可拘束过严，使小儿萎靡不振，致成窳阘①不灵之器矣。但小儿肢骨尚软，初学步时，则可暂不可久。宜时令其憩息，以防蹉跌②，亦勿令久坐，致脊骨不能植立，皆体育中之要点也。(《女学篇·襁褓教育·勿拘束》)

【注释】

①窳（yǔ）阘（è）：懒惰，恶劣。

②蹉（cuō）跌：失足摔倒。

【按语】

小儿天性活泼好动，对这个世界充满好奇心和探索欲。然而，他们的肢骨发育尚未完全，身体相对较为脆弱。父母切不可拘束过严，阻碍其生机，同时要在支持他们锻炼成长的同时，确保他们的安全和健康。

【原文】

儿女众多，优劣不能一致。遇有过失者，宜就事训斥，切勿引他儿作比例，致生其嫉妒之心。尝见父母期子之心过切，绳子之法过严，因此儿之恶，辄称彼儿之善，以愧励之。优劣显分，偏爱昭著，为小儿性质所最

忌，非但难期迁善①，且手足亦因而参商②矣。(《女学篇·襁褓教育·勿偏爱》)

【注释】

①迁善：变善。

②参（shēn）商：参、商二星此出则彼没，两不相见。在此比喻不和睦。

【按语】

本段强调，父母在教育孩子时，应避免使用兄弟姐妹之间的比较作为教育手段，以免引发嫉妒和不和睦。

【原文】

小儿入学之年不可太早，缘体质尚弱，脑力亦未完全，用心过度，大有碍于发育也。于六七岁时，宜延诚朴、耐劳之师以教之。其发蒙也，先识字块以端楷①书之，背面必写篆文，盖合体字则可略，独体字非篆不可识也。为师者，不可惮烦②，须先就实字逐字解之，不能悟，再解之，旋令其自解，期其有所领悟。即异日读书行文，必能字字还出来历，再以《澄衷蒙学堂字课图说》、无锡《蒙学读本》七编，参投之，循序渐进，自能事半而功倍矣。(《女学篇·幼稚教育》)

【注释】

①端楷：端正。

②惮烦：怕麻烦。

【按语】

小儿不可入学太早，因其体质尚弱，脑力未开，否则可能给他们造成过多的学业和社交压力，对身心健康产生负面影响。宜至六七岁时才选择诚朴、耐劳的老师，根据孩子的年龄大小和能力水平，选用合适的教材，循序渐进地使其学习不断进步。

【原文】

孔子教法，所以夐绝①千古者，亦曰循循善诱而已。故教幼儿女者，不可躁进，须相其体格强弱、年岁大小，以施其教法。若训诲过度，转滋②进锐退速之弊。故为师者，须不恶而严，循循善诱。编定课程，每一小时应改换一课，俾脑力可以互用，不至生厌倦之心。课程完毕，随即放学，万勿加增例外之课，致阻其活泼之生机。斯教育小儿之要诀也。(《女学篇·幼稚教育·蒙养时之法则》)

【注释】

①敻（xuàn）绝：绝远，绝高。

②滋：增益，加多。

【按语】

对于小儿的教育，家长及老师应循循善诱，不可操之过急，甚至打骂逼迫。此外，小儿的注意力和集中力有限，长时间的学习可能会引起疲劳和倦怠。因此，在课程学习过程中，定期安排短暂的休息时间非常重要，不要额外增加课外学习内容，要让小儿充分展示其活泼生机，主动、灵活地学到知识、发展潜力。

【原文】

至男儿入小学堂后，堂中一切自有应守之规则，循序渐进，即可递升至高等学校。为母者，惟须审察寒暑，调理饮食，保养其身体，补助其精神。为父者，须默化其气质，使精神焕发，品行端正，养成益国利民之思想，为国家富强之根本，以期兴邦之兆。(《女学篇·幼稚教育·幼稚时之默化》)

【按语】

本段指出，父亲和母亲在小儿养育中扮演着不同但互补的角色，各自贡献着孩子的全面成长。母亲大多关注孩子的寒热、饮食，使其身体得到保养，使其精神得到补助；而父亲大多默化其气质，坚毅其品格，使其养成益国利民之思想。

【原文】

小儿不宜过逸，过逸则饱食暖衣，安闲坐卧，气血凝滞而生病矣。亦不宜过劳，过劳则气涌而血溢，而内伤失血之症成矣。古之教人，藏修①游息，各有其时，卫生之道，即在为学之中……而且体操也，赛跑也，毬②战也，旅行也，跳高也，穿杠也，壮实者或能胜任，柔弱者难免受伤。彼数岁之孩童，即无跳高穿械等事，而赛跑旅行，亦有力不克胜，勉为其难，受伤而成痨瘵者，不可不知也。(《保婴要言·琐语》)

【注释】

①藏修：专心向学，使业不离身。

②毬："球"的异体字。

【按语】

本条告诫人们，小儿调护要注意劳逸结合，合理安排学习、活动和休息的时间，运动时要避免强力而为之，帮助他们维持身体和心理的健康，促进德、智、体、美、劳全面发展。

【原文】

常人欲小儿之免寒，多添衣服，以为保重，不知结果适得其反。盖衣服过厚则易发汗，发汗则毛孔开张。汗液蒸发之时，皮肤间之热度随之发散，皮肤骤觉寒冷，因而感冒。俗云小儿常带三分寒者，即此之故。缘稍稍带寒，必不致伤及身体，而适足以锻炼其耐寒之精神，与坚强之肌肤。不特可防免伤风，其他外邪亦不易侵入。然袒胸露臂、赤足裸臂，皆属恶习。小儿皆幼，不可不戒免之。若外人之裸胫，亦有弊而无利，切不可效。

衣服但可适体，不必华美，以柔软者为尚。衣缝宜在外面，以免擦伤小儿软薄之皮肤。俗以旧布为尿布，一则取其经济，一则取其柔软，法至善也。然须滚水泡过，以防不洁。

柔软而外，又宜宽大。如狭小坚硬，不但束缚过甚，足以阻止身体之发育。且更换纠缠，颇费时间，易致感冒。式样以如僧衣者为佳，宜以带系之，勿用钮扣，缚时宜宽松，勿使有不快之感。

小儿衬衣，更换宜勤。盖其皮肤之排泄机能甚敏，不可久而不洗。其色尚白，则汙①秽易见，如有便溲汙及衣服，立即掉换而洗之。又当频频曝晒，以杀微菌。盖小儿体质薄弱，易受微菌之侵袭。

肚兜足以御风、保温暖，小儿最宜用之。在冬时可用绒布或毛巾布制之，夏时可用单布制之。酷暑之时，脱去衬衣，留肚兜不去，可免多少之疾患。在身体孱弱者，长大亦可用之。(《万有医库·小儿科·从伤风说到小儿之衣服》)

【注释】

①汗："污"的异体字。

【按语】

本段从衣物的薄厚寒暖，质地柔软，勤换衬衣，穿着肚兜以御风保暖等多方面，对小儿的衣着问题做了详细论述。

【原文】

小儿之发育，大半在睡眠与休息之中。较诸成人，尤为重要。第一个月之婴儿，除便溺哺乳外，几全在睡眠之中。故睡眠之合乎卫生与否，与婴儿之康健，诚有莫大之关系……

（一）婴儿睡眠，年少宜多，年长则睡眠随之递减。初生之时，每日二十四小时内，睡眠时间宜占十分之九；六个月后，占三分之二；至四岁，宜睡眠十二小时或十三小时；四岁至十岁，以十小时至十二小时为限。

（二）习俗乳母多与乳儿同睡，其弊有四：其一，被中多炭气①，儿吸之有害；其二，大人转身，易惊觉小儿，养成哺乳无节之弊；其三，乳母贪②睡者，乳房掩塞儿之口鼻而不觉；其四，睡梦中转身，小儿易为压伤。故以分床睡眠为宜。

（三）卧具勿置光线直射之处，以保目力。又宜悬挂蚊帐，既无蚊蝇之骚扰，又可免风寒之侵袭。

（四）睡时不以被蒙首，致妨呼吸。不以枕垫高，致成曲胸。

（五）卧之姿势，或向左，或令仰卧，时常更换，不宜久偏一方……

（六）卧处宜向南而通空气，冬则户外风不侵入，夏时凉爽而不潮湿者为宜。

（七）哺乳时间有一定，则睡眠时间，亦随之而有一定。按时而寝，易于入睡。睡中切勿摇醒睡儿哺乳，致碍身体之发育。

（八）被褥之属，不可皱褶不平，又当取其柔软。寝前禁饮茶及咖啡等之奋兴品。童年之小儿，于将睡以前，在清旷之处，作数分钟之深呼吸亦佳。寝室宜幽静爽畅，并勿于寝前谈怪说鬼，使受精神上之刺激。

（九）小儿不能入睡，使其身体向右侧卧，较易入寐。如在夏季气候酷暑不能成眠者，宜疏通室内之空气。稍长之儿，夜间多醒者，则日间之睡眠时间减少，晚间必能熟睡矣。

（十）◇^③眠损害神经，致脑力衰弱，固宜注意。睡眠过多，又易养成懒惰习惯。三岁以后，令其早眠早起，有规定之时间。

（十一）小儿不眠，原因甚多，宜细心检察，以求其适宜之道。有病，则当延医调治。

（十二）病时睡眠之状态是否安静，有无梦呓^④，熟寐时间之长短，醒后之状态，为劳疲抑为爽适，皆须一一注意，以备医生询问。

（十三）病儿睡眠之时，尤须幽静肃穆，宜避去光线，盖室暗则易熟睡。服药之时，适在睡中，可俟其醒后一刻钟服之。(《万有医库·小儿科·关于睡眠之常识》)

【注释】

①炭气：指二氧化碳气。

②贫：疑应为"贪"字。

③◇：此处缺一字，疑为"少"字。

④梦呓：指说梦话。

【按语】

小儿良好的睡眠和休息是促进健康和康复的重要条件之一。提供适当的睡眠环境，关注睡卧姿势、时间和注意事项，以及避免过度兴奋、恐怖或刺激，都有助于小儿获得良好的睡眠质量，利于其健康成长。

【原文】

（一）小儿吮手，乃天然之习性，实不易于矫正。惟有时常揩洗其手指，以免有污秽传入口内。玩物之有颜色、棱角及附有毛发者，或金属，及细小加黄豆、钮子等类，不可与之。因其每喜将玩物送入口内，发生危险。

（二）小儿沐浴宜勤，然不可用过浓之肥皂，又不可用力揩擦，因其皮肤娇嫩，易于受伤。浴后用毛巾拭干，腋下、腿缝、颈项下皆当以爽身粉扑之。又以易于出尿，下部尤宜常洗涤。

（三）清晨应使儿童偕伴侣外出，作外运动，藉以呼吸新鲜空气。其在婴儿，可使人卧于四轮笼车中，推行于阳光充足、空气新鲜之地，使婴儿身体活动，作自然之呼吸。

（四）提抱小儿，百日之内，不可直竖，因其筋骨柔嫩，易于倾侧，有碍身体之发育，而起脊柱弯曲之虞。又不宜偏于一侧，左右时常更换。否则大人小儿，皆不免发生痛苦。负儿于背，足以压迫胸膛，妨碍呼吸，阻止胸廓之发育，宜深戒之。

（五）发为护脑之物，俗于弥月剃之，毫无理由。如为发易垢，不妨常常洗之。且婴儿皮肤薄弱，最易损伤，无益有害，不可为法。

（六）喂食为最不卫生之举。乳母之意，以为婴儿脾胃薄弱，不易消化，故嚼碎之喂之……又有表示欢爱，向婴儿搵①唇接吻，亦易传染，与喂食之流弊相同。

（七）小儿啼哭，为父母者，不思别法，引其欢乐，辄给以种种糕饼果饵，与喂之以奶。殊不知啼哭虽暂止，而造成贪食之恶习，且杂乱妄食，有伤肠胃，易起消化不良之症。（《万有医库·小儿科·亲友口中所述之调护法》）

【注释】

①搵（wèn）：揩拭。

【按语】

本段从揩洗手指以防污秽入口、远离细小玩物以防纳口、洗浴注意事项、保证户外活动、百日之内不可直竖、经常洗发、避免喂食及接吻、避免杂乱妄食等方面，详细论述了小儿调护之法。

【原文】

断乳之期，宜在九个月以外，十三个月以内。如屏①弱之儿，或门齿未生，及时在酷暑者，则略延迟……盖小儿门齿既出，咀嚼之机已备，消化之力日强，正可给以食物而诱起其食欲。况一周②后之母乳，滋养份已缺乏。若久食之，体质脆弱，而母亦易衰弱而引起贫血病。故断乳太迟，母

儿两受其害；若断乳太早，则儿易起胃肠病、齿病，故均不宜。(《万有医库·小儿科·谈谈小儿断乳》)

【注释】

①孱（chán）：儒弱，弱小。

②周：此处指一周岁。

【按语】

朱振声在《万有医库》中建议小儿断乳于 9 ～ 13 月期间进行，缘此时母乳营养成分已不能满足小儿需求，应及时增加辅食。若儿体质孱弱，或门齿未生，或正值酷暑，或患病之时，断乳可略延迟。但小儿断乳过早或过迟都不利于母婴健康。一般而言，小儿 6 月龄左右即可添加辅食，此时门齿已出，咀嚼已备，消化日强，给以食物可诱起食欲。

【原文】

饲食之品，宜更迭掉换，勿致小儿嫌恶。各种肉汤之油不可多食，因油难以消化。哺饲次数与距离时间，大率与哺乳时间同。夜间自九点后，不可再饲。(《万有医库·小儿科·谈谈小儿断乳》)

【按语】

本段指出，小儿饲食之品，宜更迭调换，逐渐增加食物的种类，忌强迫婴儿接受辅食，忌夜间 9 点后饲食，忌各种肉汤多油食物，有助于维护他们的健康和饮食习惯。

【原文】

患胃肠消化不良时，可减少食量、增加餐数。小儿之食物，因年龄而异，故不尽同。大都先流质，次软质，次固质。凡孱弱之儿，食物更须取易消化、富滋养者。至五六岁，始可与成人同。(《万有医库·小儿科·谈谈小儿断乳》)

【按语】

关于小儿添加辅食，大多遵循"先流质，次软质，次固质"的原则。若患胃肠消化不良，可减少食量、增加餐数；若体质孱弱，须选择易消化、富滋养之食物。

【原文】

婴孩屎尿布片宜勤换，勿令屎尿久留身上，换时切忌当风。用如水揩拭，须用温水。(《吴氏儿科·养育方法》)

【按语】

婴儿的皮肤非常娇嫩，容易受到尿液和粪便的刺激。一旦尿布被大便、小便污染，应该立即予以更换，同时将会阴区域用温水洗净擦干，涂抹扑粉。否则，轻则局部发生红臀，重则感邪患及全身，不可小视。

第十三章 预防保健

【原文】

诞①弥②厥月③，先生④如达⑤。不坼⑥不副⑦，无菑⑧无害，以赫⑨厥灵。
（《诗经·雅·生民》）

【注释】

①诞：句首发语词。

②弥：遍，满。

③厥月：指怀孕的月份。

④先生：初生。

⑤达：通"羍"，指初生的小羊。小羊初生时胞衣不破，这里形容后稷初生和小羊一样。

⑥坼（chè）：裂开。

⑦副（pì）：劈开。此处形容后稷初生时是肉卵状。

⑧菑（zāi）：同"灾"，指灾难。

⑨赫：显示。

【按语】

本条要求妇女做好妊娠期保健，以求胎儿期月而生，健康无疾。

【原文】

虚邪贼风，避之有时，恬淡虚无，真气从之，精神内守，病安从来。
（《素问·上古天真论》）

【按语】

本条指出，若能做到根据时间季节规避虚邪贼风侵袭，保持恬淡虚无的心境，使精神内守，正气存内，就不易被外邪侵犯而生病。

【原文】

春三月，此谓发陈，天地俱生，万物以荣，夜卧早起，广步于庭，被发缓形，以使志生，生而勿杀，予而勿夺，赏而勿罚，此春气之应，养生之道也。逆之则伤肝，夏为寒变，奉长者少。夏三月，此谓蕃秀，天地气交，万物华实，夜卧早起，无厌于日，使志无怒，使华英成秀，使气得泄，若所爱在外，此夏气之应，养长之道也。逆之则伤心，秋为痎疟，奉收者少，冬至重病。秋三月，此谓容平，天气以急，地气以明，早卧早起，与鸡俱兴，使志安宁，以缓秋刑，收敛神气，使秋气平，无外其志，使肺气清，此秋气之应，养收之道也。逆之则伤肺，冬为飧泄，奉藏者少。冬三月，此谓闭藏，水冰地坼，无扰乎阳，早卧晚起，必待日光，使志若伏若匿，若有私意，若已有得，去寒就温，无泄皮肤，使气亟夺，此冬气之应，养藏之道也。逆之则伤肾，春为痿厥，奉生者少。(《素问·四气调神大论》)

【按语】

本段提出了根据春夏秋冬时令变化而制定的四时五脏养生的具体方法。这些方法对后世的时令养生之道起了指导作用。

【原文】

夫四时阴阳者，万物之根本也……故阴阳四时者，万物之终始也，死生之本也，逆之则灾害生，从之则苛疾不起，是谓得道。(《素问·四气调神大论》)

【按语】

预防保健应该根据四时阴阳的变化来调适，否则阴阳失衡，容易导致各种疾病的发生。

【原文】

是故圣人不治已病治未病，不治已乱治未乱，此之谓也。夫病已成而后药之，乱已成而后治之，譬犹渴而穿井，斗而铸锥，不亦晚乎！(《素问·四气调神大论》)

【按语】

《黄帝内经》早在两千多年前就已经明确提出了"未病"的概念和"治未病"的理念。它主张与其病后寻求良医良药，不如在疾病发生之前就采取自我保健的措施，以预防疾病的发生。

【原文】

苍天之气，清净则志意治，顺之则阳气固，虽有贼邪，弗能害也，此因时之序。(《素问·生气通天论》)

【按语】

保护环境、顺应环境与保健防病之间有密切的关系。了解和适应周围环境，并采取相应的健康保护措施，对于预防疾病和维护儿童的健康至关重要。

【原文】

西方者，金玉之域，沙石之处，天地之所以收引也。其民陵居而多风，水土刚强，其民不衣而褐荐^①，其民华食而脂肥，故邪不能伤其形体。(《素问·异法方宜论》)

【注释】

①褐荐："褐"指毛布。"荐"指草席。"褐荐"的意思是用毛布为衣、细草为席的简朴生活习惯。

【按语】

本段主要论述了环境因素对于体质的影响。不同地区的民众形成不同的体质，可以根据不同地区的气候和环境差异，适当地调整衣着、饮食，有助于保持身体健康和预防疾病。例如，西部地区出产金玉，多风沙，水土性质刚强，老百姓穿着简朴，多食肉类，身体素质多强，所以不易生病。

【原文】

人以天地之气生，四时之法成。(《素问·宝命全形论》)

【按语】

自然界为人类提供赖以生存的物质基础，四时季节的气候变化又锻造了人的体质。必须顺应自然气候、季节变化、地理环境，才能保障儿童健康成长。

【原文】

正气存内，邪不可干。(《素问·刺法论》)

【按语】

致病因素作用于人体时，疾病发生与否则取决于正邪双方的力量对比。如果平时注重预防保健，使得正气强盛，存于体内，就不容易受到外界邪气的侵袭而致病。

【原文】

起居时，饮食节，寒暑适，则身利而寿命益；起居不时，饮食不节，寒暑不适，则形体累而寿命损。（《管子·形势解》）

【按语】

本条强调了按时作息、调节饮食、顺应寒暑对人体健康的重要性。

【原文】

轻水所，多秃与瘿①人；重水所，多尰②与躄③人；甘水所，多好与美人；辛水所，多疽与痤④人；苦水所，多尪⑤与伛⑥人。（《吕氏春秋·尽数》）

【注释】

①瘿：颈前区喉结两侧肿大或有结块为主要临床表现的一类疾病。

②尰（zhǒng）：脚肿。

③躄（bì）：跛脚。

④痤（cuó）：痤疮。

⑤尪（wāng）：脊背弯曲。

⑥伛（yǔ）：指曲背病。

【按语】

本节主要论述了饮水的成分含量与个体的体质和疾病发生之间的关系。保证饮用水的纯净和适宜成分，是保健防病的一个重要方面。

【原文】

若人能养慎，不令邪风干忤经络。适中经络，未流传腑脏，即医治之。四肢才觉重滞，即导引、吐纳、针灸、膏摩，勿令九窍闭塞。更能无犯王法，禽兽灾伤，房室勿令竭乏，服食①节其冷、热、苦、辛、酸、甘，不遗形体有衰，病则无由入其腠理。（《金匮要略·脏腑经络先后病脉证》）

【注释】

①服食：服，指衣服；食，指饮食。

【按语】

本段指出，如果重视养慎保健，可以预防疾病发生。而若处于疾病的早期阶段，通过适当的养生和干预措施，可以有效地防止疾病进一步恶化。

【原文】

明吐纳之道者，则曰：唯行气可以延年矣。(《抱朴子·微旨》)

【按语】

气功疗法，被认为是一种有效的养生保健方法。它主要是通过特定的身体姿势、呼吸技巧和冥想，达到"入静"的状态，帮助人体实现内心的平和和身体的放松，使机体得以进行生理功能的调整和病理损害的修复。

【原文】

合男女必当其年，男虽十六而精通，必三十而娶；女虽十四而天癸至，必二十而嫁。皆欲阴阳气完实而后交合①，则交而孕，孕而育，育而为子坚壮强寿。(《褚氏遗书·问子》)

【注释】

①交合：男女交媾。

【按语】

本段明确提出性功能开始成熟之时，并非结婚生育的最佳年龄。只有当男女阴阳之气充实和平衡之时，适龄结婚受孕，才能孕育出健康、长寿的后代。

【原文】

小儿所以少病痫者，其母怀娠，时时劳役①，运动骨血，则气强、胎养盛故也。若侍御②多，血气微，胎养弱，则儿软脆易伤，故多病痫。(《诸病源候论·小儿杂病诸候·养小儿候》)

【注释】

①劳役：指适当的体力劳动。

②侍御：侍奉。

【按语】

孕母的劳逸与小儿的体质密切相关。若孕妇适度劳动，流畅气血，则气强胎盛；若孕妇过度侍奉丈夫，血气虚微，则胎软体弱。

【原文】

安身之本，必须于食……不知食宜者，不足以全生。(《千金翼方·养性·养老食疗》)

【按语】

本条文说明合理食养与体质关系密切。合理的饮食调养不仅可以强壮体魄，还可以改善偏颇体质，预防疾病。

【原文】

是以善治病者，不如善慎疾；善治药者，不如善治食。(《养老奉亲书·序》)

【按语】

善于治病者，不如善于预防疾病者；善于施药者，不如善于饮食调理者。

【原文】

父少母老，产女必羸；母壮父衰，生男必弱。古之良工，首察乎此，受气①偏瘁②，与之补之。补羸女则养血壮脾，补弱男则壮脾节色。羸女宜及时而嫁，弱男宜待壮而婚。此疾外所务之本，不可不察也。(《妇人大全良方·胎教门·受形篇》)

【注释】

①受气：此处指禀赋先天之元气。

②瘁（cuì）：指疾病。

【按语】

父母的年龄差距和健康状况，与其子女的先天禀赋强弱有关。夫妇生育年龄过早，则肾中精气未充；生育年龄过晚，则肾中精气已衰，均可能导致子女体质孱弱。

【原文】

凡欲求子，当先察夫妇有无劳伤、痼害之属，依方调治，使内外和平，则妇人乐有子矣。(《妇人大全良方·求嗣门·陈无择求子论》)

【按语】

本段强调男女在婚前和孕前应该进行相关检查，以排除可能影响生育和子女健康的疾病，有病者则要及时调治使之恢复健康，这是实现优生优育的重要前提。

【原文】

一曰预养以培其元，二曰胎养以保其真，三曰蓐①养以防其变，四曰鞠养以慎其疾。预养者，即调元之意也；胎养者，即保胎之道也；蓐养者，即护产之法也；鞠养者，即育婴之教也。(《万氏家藏育婴秘诀·十三科》)

【注释】

①蓐：指草垫。古代常坐在草垫上分娩，引申为围生期。

【按语】

万全从胎前、孕期、围生、生后四个儿童养育的不同阶段，倡导"育婴四法"，形成了中医儿童保健学的系统观点。

【原文】

故求子之道，男子贵清心寡欲，以养其精；女子贵平心定意，以养其血……交之以时，不可纵也。(《万氏家传广嗣纪要·寡欲》)

【按语】

男女媾精，阴阳相合，故而有子。胎儿保健当从婚配受孕开始，男女交合要有节制，宜寡欲而不可纵欲，交合时要情绪安定。只有在男女心情平和的情况下交合受孕，才能为胎儿的健康打下坚实的基础。

【原文】

男女情动，彼此神交，然后行之，则阴阳和畅，精血合凝，有子之道也。(《万氏家传广嗣纪要·协期》)

【按语】

妊娠怀孕应选择合适时机，只有在情投意合、阴阳和畅之良宵佳境中，先彼此神交，而后行之，才是受孕的良好时机。

【原文】

神力劳倦，愁闷恐惧，悲忧思怒，疾病走移，发赤面黄，酒醉食饱，病体方瘥，女子行经。以上所忌，不可交合。令人虚损，耗散元气，可不慎之……若于此时受胎孕，子母难保。(《万氏家传广嗣纪要·协期》)

【按语】

如果男女在患病或大病初愈之时，或在精神紧张、恐惧、心情烦闷、悲伤、愤怒之时，或饮酒过度之时，或身体疲倦急需睡眠休息之时，均不适宜交合，否则母子两受其害。

【原文】

若顺乎天时，适其寒温，则不伤冷伤热矣。慎择乳母，节其饮食，则不伤饥饱。调护之谨，爱惜之深，必无纵弛之失也。慎勿使庸医，妄投汤丸，误儿性命。（《幼科发挥·胎疾》）

【按语】

本节总结了小儿预防保健的基本原则，包括适其寒温、慎择乳母、节其饮食、谨慎调护、勿乱投医等。

【原文】

乳少者，宜调其乳母，使乳常足……调乳母宜加减四物汤、猪蹄汤主之。（《幼科发挥·脾所生病·调理脾胃》）

【按语】

本条文提出了服加减四物汤、饮猪蹄汤等调养乳母、增加母乳的方法。

【原文】

一富家生子甚弱，结义予为家公。予重其义，朝夕戒其乳母，乳食不可太饱。或时以烂粥嚼而哺之，其一切肉果、饼粑、甘肥、生冷之物皆禁之。或有小疾，专以补脾胃为主。其子自幼至长，亦无大疾，今气实力壮。饮食多而不伤，寒暑不能侵，南北奔走不为劳。（《幼科发挥·脾所生病·调理脾胃》）

【按语】

万全以一富家子为例，初生体质孱弱，要求其乳母哺食时注重喂养方法，小儿患病时注意调理脾胃。该儿自幼至长，未患大病，气力渐壮，外邪难侵。这个案例说明小儿早期健康护理和饮食调节的重要性。

【原文】

瘟疫乃天地之邪气，若人身正气内固，则邪不可干，自不相染。故避之之法，惟在节欲节劳，或于房室劳倦之后，尤不可近，仍勿忍饥以受其气，皆要法也。至于却邪之法，则如《刺法论》所云：天牝从来，复得其往，气出于脑，即不干邪。盖天牝者，鼻也，鼻受天之气，故曰天牝。气自空虚而来，亦欲其自空虚而去，即天牝从来，复得其往也。正以气通于鼻，鼻通于脑，毒入脑中，则流布诸经，令人相染矣。气出于脑，谓嚏之，或张鼻以泄之，或受气于室，则泄气于外，而大吸精气以易之，则邪从鼻出而毒气自散，此却邪于外之法也。又如想心如日等法，盖胆属少阳，为中正之官，少阳气壮，则脏气赖以俱壮而邪不能入，此强中御邪之法也。（《景岳全书·杂证谟·瘟疫·避疫法》）

【按语】

关于抵御瘟疫外邪之法，一者节欲、节劳、勿忍饥、壮少阳之气，此为强中御邪之法；二者嚏之，或张鼻泄之，使邪气泄于外，此为却邪于外之法。

【原文】

故人之自生至老，凡先天之有不足者，但得后天培养之力，则补天之功亦可居其强半，此脾胃之气所关于人生者不小。（《景岳全书·杂证谟·脾胃·论脾胃》）

【按语】

小儿体质是指小儿在先天因素和后天因素长期影响下形成的生理功能相对稳定的个体特性。先天因素有种族、父母、胎儿期状况等；后天因素包括社会条件、气候环境、地理状况、营养、年龄、锻炼、疾病、药物、精神因素等。后天因素可在先天因素基础上进一步促进或改变某种体质的形成。补益后天需重视调理脾胃。

【原文】

妊娠胎气本乎血气，胎不长者，亦惟血气之不足耳……妇人多脾胃病者有之，仓廪薄则化源亏而冲任穷也。（《景岳全书·妇人规·胎孕类·胎不长》）

【按语】

调理脾胃之法对孕妇，尤其是患脾胃病者，是重要的预防保健措施之一。若是孕妇脾胃亏虚，则血气不足，很容易造成胎儿胎萎不长的病变。

【原文】

妊娠之妇，大宜寡欲，其在妇人多所不知，其在男子而亦多有不知者，近乎愚矣。凡胎元之强弱，产育难易，及产后崩淋经脉之病，无不悉由乎此。其为故也，盖以胎神巩固之日，极易保护宫城，使不知慎而多动欲火，盗泄阴精，则藩篱由不固而伤，血气由不聚而乱，子女由元亏而夭，而阴分之病亦无不由此而百出矣。此妇人之最宜慎者，知者不可不察。(《景岳全书·妇人规·胎孕类·妊娠寡欲》)

【按语】

本段已认识到妊娠期谨慎房事是预防胎病及妇产疾病的重要措施。特别是在妊娠早期、晚期应当完全停止房事，妊娠前3个月同房易致流产，妊娠最后3个月同房可能造成早产。再者男女交接，情欲相火之毒可蕴为小儿之胎毒，生后易患热病。

【原文】

然惟天日晴明，光风霁月，时和气爽，及情思清宁，精神闲裕之况，则随行随止，不待择而人人可办。于斯得子，非惟少疾，而必且聪慧贤明。(《景岳全书·妇人规·子嗣类·宜麟策总论》)

【按语】

本段指出男女应当择时交合，最好在天气晴朗、神清气爽、思绪安宁之时进行，于斯得子有益。

【原文】

夫痘，胎毒也。伏于有形之始，因感而发，为生人所不能免。然其发也，或染时气，或感风寒，或因饮食，或由惊恐，以病引病，为患多端，变更莫测。且其间顺吉者少，险逆者多。有千方百计，而不能冀其愈于万一者，此其所以为难也。古有种痘一法，起于江右①，达于京畿②……盖正痘感于得病之后，而种痘则施于未病之先；正痘治于成病之时，而种痘则调于无病之日。自表传里，由里达表，既无诸证夹杂于其中，复有善方引导于其外，熏蒸渐染，胎毒尽出，又何虑乎为患多端，变更莫测，以致良工束手于无可如何之地耶！(《医宗金鉴·幼科种痘心法要旨》)

【注释】

①江右：江，指长江。江右，指长江以北。

②京畿：指京都。

【按语】

古代痘疹（天花）发病，为患多端，变更莫测，顺吉者少，险逆者多，治疗困难。后来发明了种痘法，在未患痘疹之前即采取接种人痘疫苗的方法预防，此后痘疹即便发病，症状亦较轻，变证亦较少，易于康复。人痘接种法预防天花的方法开创了人工自动免疫的新纪元，它为后来各种疫苗接种预防传染病，发挥了先导的作用。

【原文】

尝考种痘之法，有谓取痘粒之浆而种之者；有谓服痘儿之衣而种之者；有谓以痘痂屑干吹入鼻中种之，谓之旱苗者；有谓以痘痂屑湿纳入鼻孔种之，谓之水苗者。然即四者而较之，水苗为上，旱苗次之，痘衣多不应验，痘浆太涉残忍。故古法独用水苗。盖取其和平稳当也。近世始用旱苗，法虽捷径，微觉迅烈。若痘衣、痘浆之说，则断不可从。夫水苗之所以善者，以其势甚和平，不疾不徐，渐次而入，即种之后，小儿无受伤之处，胎毒有渐发之机，百发百中，捷于影响，尽善尽美，可法可传，为种痘之最优者。其次则旱苗虽烈，犹与水苗之法相近，儿体壮盛，犹或可施。（《医宗金鉴·幼科种痘心法要旨》）

【按语】

本段详述种痘之法，有痘浆法、痘衣法、旱苗法、水苗法，比较了四种方法的优劣，倡用水苗法，认为相对有效、安全。这是在当时历史条件下难能可贵的认识。

【原文】

或其人肾水素亏，病虽未及下焦，每多先自彷徨，此必验之于舌，如甘寒之中加入咸寒，务在先安未受邪之地，恐其陷入耳。（《温热论·逆传入营》）

【按语】

叶桂在《温热论》中以肾亏体质者为例，提出"先安未受邪之地"的治疗方法，是"已病防变"治未病思想的重要体现。

【原文】

若时苗能连种七次，精加选炼，即为熟苗，不可不知。（《种痘心

法·审时熟苗》）

【按语】

本条提出了预防接种用"熟苗"的制备方法，即将接种多次的痂屑精选加工制成。这种疫苗具有相对较低的毒性和相对较高的安全性，但仍保留了诱发免疫反应的能力。这是疫苗制备的重大创新。现代的疫苗制备原理与之相似，通常经过继代接种，减毒或灭活处理，以降低病原体的毒性，同时仍然能够激发免疫系统产生免疫应答。

【原文】

疫痧盛行之际，室中宜粪除洁净，熏以名香或杂烧檀、降、苍、芷之类，以辟除其秽恶……男妇老幼俱宜佩太乙辟瘟丹一颗，以降帛囊之，当心悬挂，不可近亵①。（《喉痧正的·防先》）

【注释】

①亵（xiè）：此处指贴身的衣服。

【按语】

古代医家早就认识到疫痧（猩红热）的传染性和流行性，并提出了相应的预防方法，如清除脏物，保持室内卫生，空气消毒，焚香及佩戴芳香辟秽香囊等。

【原文】

小儿口齿最宜常洗……及生牙后，每早晚洗面时，必须拭尽牙龈垢腻，方不致生蛀牙及牙疳①龋齿等恙。（《女学篇·哺育·婴儿之口齿》）

【注释】

①牙疳：指齿龈红肿溃烂的疾病。

【按语】

本段强调儿童牙齿清洁护理的重要性。

【原文】

家有患喉疫者，家中孩提，应悉行摒寄他所。（《康健集·喉疫浅说·家有患喉疫者之避免传染方法》）

【按语】

本条强调要通过隔离患者、保护易感儿童的方法来预防喉疫（猩红热）传染。

【原文】

古有种痘之法，相传宋真宗时，峨眉山神人所创。实具百发百中之功，洵①为尽美尽善之术。推原其理，出痘多感于得病之后，而种痘必施于无病之先。出痘或遭天地寒暑之不齐，而种痘必择天地融和之美候，内无他病之夹杂，外复有善苗为引道，化险为夷，何乐不为？（《儿科萃精·痘证门·种痘解》）

【注释】

①洵（xún）：实在，确实。

【按语】

中国的人痘接种法相传始于宋真宗时代（968年12月～1022年3月）。自然出痘者，多感染于患病之后，或也与天气变化有关，或者与其他病并发。人工种痘法应当在未病之前实施，产生免疫作用，这是个好的预防方法。

【原文】

（一）婴孩初生沐浴，务宜留意，勿使污水误入儿眼。于七日内须细察其有否目疾……

（二）婴儿所睡之处，勿使逼对亮光，将来可无斗睛①之病。光线勿从头顶射来，以免眼睛上窜之弊。

（三）婴儿患天花、水痘、麻疹、红痧等症，尤易伤目。须留心其所受之光，有否妨碍目力。

（四）儿童有患烂眼弦②及砂眼者，痒时，以手指乱擦。殊不知愈擦愈甚，惟须速即治疗为治，要以免擦损眼珠而生障翳③。

（五）儿童玩具，不可给以尖锐快利之物，以防刺伤眼睛。如一目既损，他目尤宜保护周到。

（六）儿童体质不健，或体已受先天之毒，尤须格外加意保护，以杜此毒延及目中致伤内筋。

（七）儿童所用之手帕，宜频洗濯④。不洁之布，切勿随手拉来，为小儿拭目。

（八）儿童好游戏，如堆砂、拍球、滚弹子等，手指最易染污，用以揉目，易将微生物染入眼内，以成目疾。宜叮咛而常为之洗手。

（九）儿童目力既弱，灯光之下，不宜过劳，致伤目力。细小之字，及暗淡之灯光，尤宜慎之。

（十）小儿好奇，多喜戴他人之眼镜，为父母者宜戒之。如目力果系不足，可配一适度之眼镜，否则能伤目，不可不慎。（《万有医库·小儿科·小儿眼睛之保护》）

【注释】

①斗睛：病证名，出自危亦林《世医得效方》。表现为一眼或双眼黑珠相对呆定于眦侧，瞻东反西，顾左反右，若振掉头脑，则睛方转。

②烂眼弦：又名睑弦赤烂，发于婴儿者称胎风赤烂。其特征为睑缘潮红，溃烂刺痒。

③障翳：指黑睛损伤或病后遗留的瘢痕，常妨碍视力。

④濯（zhuó）：洗涤，清洗。

【按语】

《万有医库》从多个角度系统地阐述了小儿眼睛的保护措施，主要包括沐浴之时勿使污水误入、所睡之处勿使逼对亮光、留心他病妨碍目力、远离尖锐玩具以防刺伤眼睛、避免污手及脏布接触眼睛、谨慎于暗淡灯光下看细小文字、警戒佩戴不适合眼镜等，为小儿护目提供了有益的建议。

【原文】

《语》云：病由口入。又云：口乃众病之门。语虽简单，却含至理。然口腔之第一门户实为牙齿。牙齿苟能健全，则对于食物自能细嚼而不至发生疾病。否则食物不消化，小儿之肠胃至弱，往往因之酿成病变……故牙齿之卫生法，亦不可不知其大要。

小儿初生牙齿，为母者往往以其柔嫩，多择柔软食物与之，实则殊不甚宜。盖凡物愈砥砺①愈坚强，牙齿亦然。试观二岁左右之小儿，无论何品，必置口中乱嚼，又往往有咬乳头之癖。此皆因欲强固齿根，而发挥其自然本能之表示。当此时期，当以软硬适当之物，使之咀嚼，既不损齿，又可助其发育。我国习俗，于授乳之后，有用绸块蘸浓茶为小儿抹口者，此法甚佳，且颇含学理。盖茶中含单宁酸，呈收敛作用，而丝绸质滑，口腔内之黏膜不易受损也。

小儿既生永久齿[②]，牙齿之卫生，尤当注意。盖乳齿有新陈代谢之日，永久齿则不复重生，轻忽而不注意，往往发生病变而成龋齿。既成龋齿，则易传染微菌，化脓发炎，变为剧烈之牙痛。又可为传染健齿之病原，且咀嚼不便，有碍消化。虽一轻微之事，而其影响则颇大也。

糖类最易损齿，宜少食。然小儿天性嗜糖，断难戒除。较大之小儿，可以督令洗刷牙齿，食物后亦然，则口齿清洁，不易发生病患。(《万有医库·小儿科·出牙困难与牙齿之卫生》)

【注释】

①砥砺：指磨刀石，引申为磨砺。

②永久齿：恒齿。

【按语】

口乃病邪入侵之门，牙齿的健全与卫生，对于消化能力及身体健康至关重要。小儿牙齿初生，当以软硬适当之物使之咀嚼，既不损齿，又可助其发育。待恒齿生后，尤当注意保持牙齿的清洁卫生。教育和督促小儿少进甜食、餐后漱口、早晚刷牙是非常必要的，这样可以防止口腔内细菌滋生导致龋齿或其他口腔问题。

第十四章

疾病康复

【原文】

以五味①、五谷②、五药③养其病。(《周礼·天官·疾医》)

【注释】

①五味:指酸、苦、辣、咸、甜五类食物。

②五谷:指稻、黍、稷、麦、菽五类谷物。

③五药:指草、木、虫、石、谷五类药物。

【按语】

饮食营养是小儿生长发育的物质基础,也是培护正气、战胜疾病的必要保证。在疾病恢复期,根据其不同的证候,进食各种不同口味、不同种类的食物,使用各类相应的药物,有助于其顺利康复。

【原文】

帝曰:乳子①而病热,脉悬小者何如? 岐伯曰:手足温则生,寒则死②。帝曰:乳子中风热,喘鸣肩息者,脉何如? 岐伯曰:喘鸣肩息者,脉实大也。缓则生,急则死③。(《素问·通评虚实论》)

【注释】

①乳子:一指婴儿,一指哺乳,一指生子。此处指婴儿。

②手足温则生,寒则死:张志聪曰:"四肢皆禀气于胃,故阳受气于四末。是以手足温者,胃气尚盛,故生。寒则胃气已绝,故死。"

③缓则生,急则死:张志聪曰:"夫脉之所以缓者,得阳明之胃气也,急则胃气已绝,故死。"

【按语】

本段内容涉及判断婴儿热病的轻重、预后。若手足温暖且脉象和缓,则病情较轻、预后良好;若手足冰凉且脉象过速,则病情较重、预后较差。

【原文】

帝曰：热病已愈，时有所遗者何也？岐伯曰：诸遗者，热甚而强食之，故有所遗也。若此者，皆病已衰而热有所藏，因其谷气相薄，两热相合，故有所遗也……帝曰：病热当何禁之？岐伯曰：病热少愈，食肉则复，多食则遗，此其禁也。(《素问·热论》)

【按语】

在疾病恢复期间，脾胃仍较脆弱，此时饮食要逐步增加，不可过急；或还有余热未清者，应避免过多食用肉类油腻热性食物，以避免食复助热，导致疾病复发或留下后遗症。

【原文】

病人脉已解，而日暮微烦，以病新差①，人强与谷，脾胃气尚弱，不能消谷，故令微烦，损谷②则愈。(《伤寒论·辨阴阳易差后劳复病脉证并治》)

【注释】

①差（chài）：同"瘥"，指病愈。

②损谷：节制饮食。

【按语】

本条强调，在疾病康复期间，脾胃功能比较薄弱，消化能力较差，应采用易于消化的饮食、控制进食量，以帮助身体渐渐恢复正常功能，否则可能引起食积而心烦不安。

【原文】

凡饮食滋味，以养于生，食之有妨，反能为害。自非服药炼液，焉能不饮食乎？切见时人，不闲调摄，疾疢①竞起，若不因食而生。苟全其生，须知切忌者矣。所食之味，有与病相宜，有与身为害。若得宜则益体，害则成疾，以此致危，例皆难疗。(《金匮要略·禽兽鱼虫禁忌并治》)

【注释】

①疢（chèn）：热病，亦泛指疾病。

【按语】

本段强调了饮食宜忌与疾病预后之间的关联。若饮食滋味得宜，则有助于保持健康和强健体魄；若饮食滋味失宜，则可能导致各种疾病的发生。

【原文】

肝病禁辛，心病禁咸，脾病禁酸，肺病禁苦，肾病禁甘。(《金匮要略·禽兽鱼虫禁忌并治》)

【按语】

本条从五行学说和五脏相乘理论出发，阐述了五脏在患病情况下对饮食五味的禁忌，对患病后饮食调理具有一定的参考应用价值。

【原文】

或问：禁食荤腥者何？予曰：此亦世俗拘执之论。天以五气生万物，人以五味养五脏。豆疮之萌，始因脏受邪毒，感时气而郁发，自内达外，荣卫俱虚，里气亦弱，必藉五味荤腥以为滋补，使气顺血和，自然出快。但不可食动风发热之物以助毒气，亢则必害。(《活幼心书·明本论·疮疹》)

【按语】

曾世荣对"疮疹禁食荤腥"的观点提出异议，他认为疮疹发病，自内达外，荣卫俱虚，需借五味荤腥以为滋补，但不可食用易于动风发热之物以防助其毒气。

【原文】

疮痘之症……发则其毒泄矣，所以终身但作一度。后有其气不复传染焉。(《万氏家传痘疹心法·原痘论》)

【按语】

某些疾病，如天花、麻疹、水痘之类，一旦发病，将获得持久免疫力，一般不复发病。

【原文】

凡出痧之时，大忌生冷荤腥之食、风寒水湿之气，苟有不谨，最为深患。间有犯之而获愈者，此内禀之气实，外感之邪轻耳。余虽不敏，验之屡矣，当慎守此戒。(《幼科折衷·痧症》)

【按语】

本段指出，凡麻疹出疹之时，禁忌饮食生冷荤腥以及接触风寒水湿，否则可能遗患。

【原文】

更有富豪之家，延医数人，问候者多人，房中聚集者多人。或互谈病情病状，夜则多燃灯烛以照之，或对之哭泣不已，或信巫不信医，祈祷叠兴，举家纷扰。此非爱之，实以杀之也。试以大人之病情体贴之，抑好安然寂静乎？抑好喧哗动扰乎？此理概可知也。（《临证指南医案·痫痉厥》）

【按语】

小儿患病后，当遵循医生的建议和治疗方案，切实安排好休养环境，尽量保持病室安静。若病室内探视人多，喧闹不已，不仅影响患儿休息，还会增加患儿紧张情绪，不利于治疗康复。

【原文】

凡声音清亮者寿，有回声者寿，哭声涩者病，散而无声者夭。（《幼幼集成·寿夭辨》）

【按语】

本条介绍通过听闻声音判断小儿疾病预后的方法。若声音清亮且有回声，则小儿多寿；若哭声涩且散而无声，则预后较差。

【原文】

凡临病家诊视小儿，无论病之轻重，证之顺逆，稍长者，令其本身忌口，乳子即令乳母忌口，严禁荤酒油腻、酸咸辛辣，但可香茶白饭，稍用蜜饯糖食而已。盖乳房为胃经所主，饮食入胃，腐化精微，而为荣血，贮于冲脉，冲脉载以上行，遂变赤为白，而为乳汁。小儿赖此以为命，与乳母气候相关、吉凶共际。是以母食热，子受热；母食寒，子受寒；母食毒，子中毒。又惟荤酒油腻，甘肥凝滞之物为尤甚。故凡小儿有病，但得乳母忌口，即不药亦能自愈。不观穷乡僻壤，藜藿单寒之家，所育之子，肥实壮健，而且少病，病亦易愈……故小儿病后，必不可妄用荤腥，只可素食调理，或一月半月，待其脾气已健，始可略与清汤，仍不得过用甘肥。盖甘肥之物，非但不能益儿，适足以致病。医者能知此意，治病必不掣肘；病家能依禁忌，断无反复之虞。(《幼幼集成·治病端本澄源至要口诀》)

【按语】

小儿患病后，长大者可令其本身忌口，若哺乳时可令其乳母忌口，严禁荤酒油腻、酸咸辛辣、甘肥凝滞之物，有助于疾病康复。

【原文】

盖小儿纯阳之体，最宜清冷。今人非太暖即太饱，而其尤害者，则在于有病之后，而数与之乳。乳之为物，得热则坚韧如棉絮，况儿有病，则食乳甚稀，乳久不食，则愈充满，吮则迅疾涌出，较平日之下咽更多。前乳未清，新乳复充，填积胃口，化为顽痰，顽痰相结，诸脉皆闭而死矣……儿病即宜少与乳食。若似惊风，即宜断乳。如欲食，与米饮一勺。必欲食乳，须先将乳挤空，然后以空乳令吮，否则乳下喉中，即成顽痰，虽神丹无效。俟少安，渐与乳可也……当风乳儿，风冷入肺，则令咳嗽……夜露下饮儿，冷气入咽不散，多成呕逆……大劳大饥之后，不俟气息稍和，即以伤乳与儿，令儿成疳。(《保婴易知录·鞠养类·乳儿法》)

【按语】

本条文中关于小儿患病时的乳食注意点更为详备，颇有见地，值得注意。

【原文】

一忌荤腥生冷风寒。夫谷气通，肉气滞。凡是荤腥，俱能滞毒，所以忌也。果生则难克化，物冷则能冰伏，冰伏不化，毒乃滞留，又当忌也。若风寒闭塞，毛窍不开，则毒气何由出乎？此数端者，俱不可犯也。

一忌骤用寒凉。麻虽热证，固不宜用辛热之剂。然初热之际，虚实之症未形，轻重之势未见，遂骤以苦寒之药而峻攻之。几何不冰伏其毒而不得出。其反至于内攻乎？故善治者，惟达毒而不郁毒，只解毒而不冰毒也。

一忌误用辛热。麻本热证，若复投辛热之药，是犹火上复加薪也，以火助火。其毒不愈横乎？然麻症初起之时，亦有四肢厥冷者，然热极似寒之故，切不可妄认虚寒而妄投以热药也。即遇天时大寒，亦宜置暖室，切不可因严寒而遂投以辛热之物，以济腹中之火也。

一忌误用补涩。毒火之发，最要疏通，尤嫌补涩。盖疏通则毒外泄而解，补涩则毒滞内留为殃。但初发之时，症多吐泻，愚夫愚妇急欲止之，若误用参、术、砂仁补涩之药，则关闭塞，毒滞于中，必作内攻之祸矣。（《验方新编·小儿科麻症·麻症四忌》）

【按语】

麻疹患儿的治疗调护有四大禁忌：①忌荤腥、生冷、风寒。②忌骤用寒凉药。③忌误用辛热药。④忌误用补涩药。

参考文献

[1] 周公旦.周礼 [M].北京：中华书局，1936.

[2] 周易 [M].北京：中华书局，2011.

[3] 诗经 [M].北京：中华书局，2017.

[4] 春秋·孔子.论语 [M].北京：中国社会科学出版社，2000.

[5] 春秋战国·素问 [M].北京：中国医药科技出版社，2011.

[6] 春秋战国·灵枢经 [M].北京：中国医药科技出版社，2011.

[7] 春秋·管仲.管子 [M].武汉：崇文书局，1875.

[8] 春秋·左丘明.左传 [M].武汉：崇文书局，2017.

[9] 先秦（前239）·吕不韦.吕氏春秋 [M].武汉：崇文书局，2017.

[10] 西汉（前139）·刘安.淮南子 [M].郑州：中州古籍出版社，2010.

[11] 西汉（前104～前91）司马迁.史记 [M].北京：中华书局，1959.

[12] 西汉中期·戴德.大戴礼记 [M].北京：中华书局，1985.

[13] 汉（前16）·刘向.古列女传 [M].北京：中国文史出版社，1999.

[14] 汉·难经 [M].北京：科学技术文献出版社，2010.

[15] 东汉·神农本草经 [M] 上海：商务印书馆，1937.

[16] 东汉·颅囟经 [M].北京：人民卫生出版社，1956.

[17] 东汉·张仲景.伤寒论 [M].北京：人民卫生出版社，2011.

[18] 东汉·张仲景.金匮要略 [M].北京：人民卫生出版社，2011.

[19] 晋（280）·王叔和.脉经 [M].上海：商务印书馆，1940.

[20] 晋（317）·葛洪.抱朴子 [M].上海：上海古籍出版社，1990.

[21] 南齐（483）·褚澄.褚氏遗书 [M].北京：人民军医出版社，2012.

[22] 隋（610）·巢元方等.诸病源候论 [M].北京：人民卫生出版社，1955.

[23] 唐（651）·孙思邈 . 备急千金要方 [M]. 北京：人民卫生出版社，1955.

[24] 唐（682）·孙思邈 . 千金翼方 [M]. 北京：人民卫生出版社，1955.

[25] 唐（752）·王焘 . 外台秘要 [M]. 北京：人民卫生出版社，1955.

[26] 唐（762）·王冰注 . 黄帝内经素问 [M]. 北京：人民卫生出版社，1963.

[27] 宋（992）·王怀隐 . 太平圣惠方 [M]. 北京：人生卫生出版社，1958.

[28] 宋（1018～1085）·陈直 . 养老奉亲书 [M]. 上海：上海科学技术出版社，1988.

[29] 宋（1117）·赵佶 . 圣济总录 [M]. 北京：人民卫生出版社，1962.

[30] 宋（1119）·钱乙 . 小儿药证直诀 [M]. 北京：人民卫生出版社，1991.

[31] 宋（1119）·阎孝忠 . 阎氏小儿方论 [M]. 扬州：广陵古籍刻印社，1984.

[32] 宋（1132）·许叔微 . 普济本事方 [M]. 上海：上海科学技术出版社，1963.

[33] 宋（1150）·刘昉 . 幼幼新书 [M]. 北京：中医古籍出版社，1981.

[34] 宋（1156）·小儿卫生总微论方 [M]. 上海：上海卫生出版社，1959.

[35] 宋（1174）·陈言 . 三因极一病证方论 [M]. 北京：人民卫生出版社，1983.

[36] 金（1186）·刘完素 . 黄帝素问宣明论方 [M]. 北京：中国中医药出版社，2007.

[37] 金（1228）·张从正 . 儒门事亲 [M]. 上海：上海卫生出版社，1958.

[38] 金（1231）·李杲 . 内外伤辨惑论 [M]. 北京：人民卫生出版社，2007.

[39] 宋（1237）·陈自明 . 妇人大全良方 [M]. 北京：人民卫生出版社，1985.

[40] 金（1249）·李杲 . 脾胃论 [M]. 北京：中华书局，1985.

[41] 宋（1254）·陈文中 . 小儿病源方论 [M]. 北京：中国中医药出版社，2014.

[42] 宋（1264）·杨士瀛 . 仁斋直指方论 [M]. 福州：福建科学技术出版社，1989.

[43] 金（1266）·李杲 . 东垣试效方 [M]. 上海：上海科学技术出版社，1984.

[44] 元（1271～1368）·李杲等 . 珍珠囊补遗药性赋 [M]. 上海：上海科学技术出版社，1986.

[45] 元（1294）·曾世荣 . 活幼口议 [M]. 北京：中医古籍出版社，1985.

[46] 元（1294）·曾世荣 . 活幼心书 [M]. 北京：人民卫生出版社，2011.

[47] 元（1337）·危亦林 . 世医得效方 [M]. 上海：上海科学技术出版社，1964.

[48] 元（1347）·朱震亨 . 格致余论 [M]. 上海：商务印书馆，1936.

[49] 元（1347）·朱震亨 . 丹溪心法 [M]. 上海：上海科学技术出版社，1959.

[50] 明（1403）·鲁伯嗣 . 婴童百问 [M]. 北京：人民卫生出版社，1961.

[51] 明（1406）·朱橚等 . 普济方 [M]. 北京：人民卫生出版社，1958.

[52] 明（1445）·陶节庵 . 伤寒六书 [M]. 上海：中医书局，1931.

[53] 明（1449）·董宿 . 奇效良方 [M]. 北京：中国中医药出版社，1995.

[54] 明（1468）·寇平 . 全幼心鉴 [M]. 北京：中国中医药出版社，2015.

[55] 明（1502）·王纶 . 明医杂著 [M]. 北京：人民卫生出版社，2007.

[56] 明（1515）·虞抟 . 医学正传 [M]. 北京：人民卫生出版社，1965.

[57] 明（1519）·汪机 . 外科理例 [M]. 上海：商务印书馆，1957.

[58] 明（1521）·王銮 . 幼科类萃 [M]. 北京：中医古籍出版社，1984.

[59] 明（1529）·薛己 . 保婴金镜录 [M]. 书业堂藏版，1809.

[60] 明（1529）·薛铠，薛己 . 保婴撮要 [M]. 北京：中国中医药出版社，2016.

[61] 明（1549）·万全 . 万氏家藏育婴秘诀 [M]. 武汉：湖北科学技术出版社，1986.

[62] 明（1549）·万全 . 万氏秘传片玉心书 [M]. 武汉：湖北人民出版社，1981.

[63] 明（1549）·万全 . 万氏家传痘疹心法 [M]. 武汉：湖北科学技术出版社，1985.

[64] 明（1549）·万全 . 万氏家传幼科指南心法 [M]. 武汉：湖北科学技术出版社，1986.

[65] 明（1549）·万全 . 万氏妇人科 [M]. 武汉：湖北人民出版社，1983.

[66] 明（1549）·万全 . 万氏家传广嗣纪要 [M]. 上海：上海科学技术出版社，2000.

[67] 明（1556）·徐春甫 . 古今医统大全 [M]. 北京：人民卫生出版社，1991.

[68] 明（1556）·皇甫中 . 明医指掌 [M]. 北京：人民卫生出版社，1982.

[69] 明（1564）·李时珍 . 濒湖脉学 [M]. 北京：中国中医药出版社，2007.

[70] 明（1573）·孙一奎 . 医旨绪余 [M]. 北京：中国中医药出版社，2008.

[71] 明（1575）·李梴 . 医学入门 [M]. 上海：锦章书局，1941.

[72] 明（1576）·龚信 . 古今医鉴 [M]. 北京：中国中医药出版社，1997.

[73] 明（1579）·万全 . 幼科发挥 [M]. 北京：人民卫生出版社，1959.

[74] 明（1591）·高濂 . 遵生八笺 [M]. 兰州：甘肃文化出版社，2003.

[75] 明（1602）·王肯堂 . 证治准绳 [M]. 上海：上海科学技术出版社，1959.

[76] 明（1615）·龚廷贤 . 寿世保元 [M]. 上海：上海科学技术出版社，1959.

[77] 明（1617）·赵献可 . 医贯 [M]. 北京：中国中医药出版社，2009.

[78] 明（1622）·王大纶 . 婴童类萃 [M]. 北京：人民卫生出版社，1983.

[79] 明（1624）· 张介宾. 景岳全书 [M]. 上海：上海科技出版社，1959.

[80] 明（1624）· 张介宾. 类经图翼 [M]. 北京：人民卫生出版社，1965.

[81] 明（1637）· 李中梓. 医宗必读 [M]. 上海：上海卫生出版社，1958.

[82] 明（1641）· 秦昌遇. 幼科折衷 [M]. 北京：中医古籍出版社，1990.

[83] 明（1641）· 秦昌遇. 幼科金针 [M]. 上海：中医书局，1955.

[84] 明（1642）· 吴有性. 温疫论 [M]. 北京：人民卫生出版社，1990.

[85] 清（1663）· 张志聪. 本草崇原 [M]. 北京：中国医药科技出版社，2020.

[86] 清（1691）· 骆如龙. 幼科推拿秘书 [M]. 上海：上海卫生出版社，1957.

[87] 清（1695）· 夏禹铸. 幼科铁镜 [M]. 上海：上海科学技术出版社，1958.

[88] 清（1699）· 高世栻. 医学真传 [M]. 南京：江苏科学技术出版社，1983.

[89] 清（1715）· 亟斋居士. 达生编 [M]. 上海：国光书局，1933.

[90] 清（1719）· 石成金. 全婴心法 [M]. 南京中医药大学图书馆藏清刻本. 1719.

[91] 清（1732）· 程国彭. 医学心悟 [M]. 北京：人民卫生出版社，2006.

[92] 清（1742）· 吴谦. 医宗金鉴 [M]. 北京：中国医药科技出版社，2011.

[93] 清（1746）· 叶天士. 温热论 [M]. 北京：人民卫生出版社，2007.

[94] 清（1746）· 叶天士. 临证指南医案 [M]. 上海：上海科学技术出版社，1959.

[95] 清（1750）· 陈复正. 幼幼集成 [M]. 上海：上海卫生出版社，1956.

[96] 清（1757）· 徐大椿. 医学源流论 [M]. 北京：人民卫生出版社，2007.

[97] 清（1764）· 徐灵胎. 兰台轨范 [M]. 上海：上海卫生出版社，1958.

[98] 清（1773）· 沈金鳌. 杂病源流犀烛 [M]. 北京：人民卫生出版社，2006.

[99] 清（1773）· 沈金鳌. 幼科释谜 [M]. 上海：上海科技出版社，1957.

[100] 清（1777）· 保婴秘言 [M]. 上海：文成书局，1926.

[101] 清（1778）· 周士祢. 婴儿论 [M]. 上海：上海科学技术出版社，1989.

[102] 清（1780）· 汪喆. 产科心法 [M]. 槐荫书屋藏版，1880.

[103] 清（1786）· 竹林寺僧. 竹林寺女科证治 [M]. 太原：山西科学技术出版社，2012.

[104] 清（1796）· 吴灿. 济婴撮要 [M]. 金陵文村堂刻本，1807.

[105] 清（1796）· 吴坤安. 伤寒指掌 [M]. 上海：上海科学技术出版社，1959.

[106] 清（1798）· 吴瑭. 温病条辨 [M]. 北京：人民卫生出版社，1955.

[107] 清（1803）·陈修园.女科要旨 [M].福州：福建科学技术出版社，1982.

[108] 清（1803）·陈修园.医医偶录 [M].蜀川蓬莱友善堂版，1874.

[109] 清（1808）·朱奕梁.种痘心法 [M].北京：中华书局，1985.

[110] 清（1808）·王秉衡.重庆堂随笔 [M].北京：中医古籍出版社，1987.

[111] 清（1812）·吴宁澜.保婴易知录 [M] 上海：上海科学技术出版社，2000.

[112] 清（1813）·芝屿樵客.儿科醒 [M].北京：中国书店出版社，1987.

[113] 清（1814）·曾鼎.幼科指归 [M].北京：中国中医药出版社，2015.

[114] 清（1825）·章楠.医门棒喝 [M].北京：中医古籍出版社，1987.

[115] 清（1826）·程杏轩.医述 [M].合肥：安徽科学技术出版社，1983.

[116] 清（1830）·张曜孙.产孕集 [M].三松堂藏版，1868.

[117] 清（1839）·林珮琴.类证治裁 [M].上海：上海科学技术出版社，1959.

[118] 清（1846）·鲍相璈.验方新编 [M].天津：天津科学技术出版社，1991.

[119] 清（1861）·石寿棠.医原 [M].南京：江苏科学技术出版社，1983.

[120] 清（1864）·吴师机.理瀹骈文 [M].北京：人民卫生出版社，1955.

[121] 清（1879）·朱之榛.保赤汇编 [M].苏州：苏州初板刊本，1879.

[122] 清（1888）·张振鋆.鬻婴提要说 [M].光绪精刻本，1889.

[123] 清（1890）·曹心怡.喉痧正的 [M].朗斋藏板，1890.

[124] 清（1906）·曾懿.女学篇 [M].长沙木刻本，1907.

[125] 清（1909）·陈莲舫.女科秘诀大全 [M].北京：中国妇女出版社，1991.

[126] 清（1909）·张锡纯.医学衷中参西录 [M].北京：中医古籍出版社，2016.

[127] 清（1910）·王德森.保婴要言 [M].苏城笪锦和藏版，1910.

[128] 民国（1918）·何炳元.新纂儿科诊断学 [M].上海：大东书局，1933.

[129] 民国（1921）·丁仲英，陈存仁.康健集 [M].上海：康健报馆，1927.

[130] 民国（1929）·陈守真.儿科萃精 [M].汉口：汉康印书局，1929.

[131] 民国（1933）·茹十眉.小儿病 [M].沈阳：辽宁科学技术出版社，1997.

[132] 民国（1934）·朱振声.万有医库 [M].上海：幸福书局，1934.

[133] 民国（1934）·吴克潜.吴氏儿科 [M].上海：大众书局，1934.